百马人生，
跑向东京

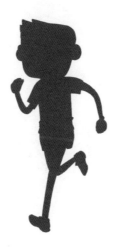

田同生 ＼文　　田十川 ＼绘

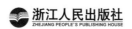
浙江人民出版社
ZHEJIANG PEOPLE'S PUBLISHING HOUSE

各方赞誉

马拉松，是不断挑战自己、不断变强的过程，在这个过程中也会遇到更好的自己。

易居（中国）企业集团 CEO　丁祖昱

如果人生是一场修行，那么马拉松就是这场修行中最好的方法之一。如果马拉松成为你人生的一部分，那么你就已经在修行的路上了！田老师是我们人生修行的榜样，他一直在路上。

北京合众厚生投资管理有限公司及北京翰合基金创始人、董事长　卞大巍

人生中能找到一个让心灵安放的地方是一生的幸福。马拉松让我内心净化，我在赛道上找到了心灵的归宿。跑得越远，离自己越近。

优客工场创始人、董事长兼 CEO，优享创智创始人　毛大庆

高尚的人格以及自身所拥有的由内而外的魄力、活力和体力，可以引导我们获得人生真正的幸福和成功。田老师通过自己的马拉松人生，率先为我们树立了榜样，教会我们拥有强大的精神和肉体的重要性，也教会了我们人生的大门只能从自己内部打开。

近畿国际旅行社（中国）有限公司董事长　江浦雅文

总有人好奇我缘何放弃"岁月静好，现世安稳"，偏要"迎风斩浪，续写梦想"。马拉松不懈奔跑至终点的瞬间释放，激发出最好的回答——挑战让生命充满乐趣，而克服挑战让生命充满意义。

深圳大海智地房产开发运营管理有限公司董事长　曲咏海

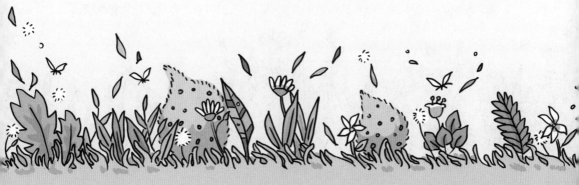

长距离的耐力训练从来都不仅仅是对身体的挑战，它蕴含着对自我、生命乃至自然的重新认知。

湛庐文化总裁 陈晓晖

跑步是人生最好的伴侣，无论痛苦、孤单、难过，任何时候跑起来，这个最好的伴侣都会让你忘掉一切烦恼，重新开始！

星推网络董事长，作家 来罡

把跑步变成自己的习惯，让跑马来牵引这个习惯，跑步最终如同条件反射一般。跑步让我乐在其中，并带来整个人生更多的积极变化，也向社会传递更多的色彩与温度！

"百马王子"，盾安控股集团总裁 吴子富

大家都知道田老师在马拉松跑圈的巨大影响力，我也是通过一场马拉松赛与田老师结识的，那就是新加坡 Sundown 夜间马拉松赛。虽然田老师参加了 2018 年的新加坡 Sundown 夜间马拉松赛，但是我认识他并不是因为我们一起参加这场比赛，而是因为我们携手把新加坡 Sundown 夜间马拉松带入了中国。

田老师是马拉松跑圈的一个传奇，他影响了许许多多人的人生。尽管我也一直跑马拉松赛，参加铁人三项全能运动，但我依然可以感受到田老师的热忱和活力，它们真的非常鼓舞人心。他激励我，使我相信我们可以拥抱任何挑战，能够继续追求更高的目标。田老师的书就有这样的影响力。田老师凭借个人的经验和成就，带领我们一路走来。

对我来说，这本书给我的最大收获是，它不仅是有关跑马拉松或者采纳更健康、积极的生活方式，而且是让我们重新审视自己的生命，让我们思考如何使自

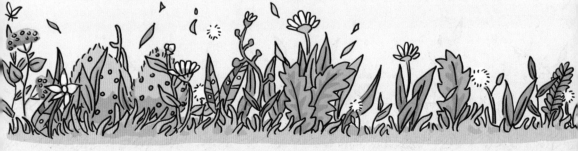

己的生命更有价值。答案就是不断追求我们的目标，并对我们取得的成就感到满意。从这个意义上来讲，田老师的影响力超越了马拉松。

新加坡夜间马拉松创始人　张思乐

世上没有比心更高的山峰，没有比脚更远的道路。真正的行者是，脚步停止的时候思想还在路上……

秘境百马创始人　金飞豹

跑步不止是肉体的打磨，更是心灵的修行。每当我跑得更远的时候，都能感觉到心灵的延展。

史克浪体育创始人兼董事长　黄斯沉

跑步让我认识了另外一个自己，了解了生命的另一种可能，清晰了人生更多的风景！

三夫赛事创始人，三夫户外运动管理有限公司总经理　章超慧

喜欢跑步的理由很多，它是最适合运用目标管理的运动项目，我们可以设定月跑量、每周跑步的次数、每次跑步的距离和配速。跑步既可以和别人比，也可以和自己比；既可以看风景，也可以和自己对话……

北京思凯乐旅游用品有限公司总经理　曾花

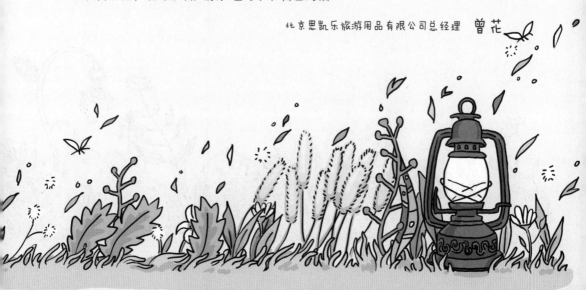

　　跑步和健身一样，都是一种生活方式。当跑步的目的和目标不再是完赛奖牌、朋友圈的赞、微博的粉，而是自律、自觉和自我要求时，你就可以快乐、健康地跑一辈子。

新浪高级副总裁，新浪体育总经理　魏江雷

　　在黎巴嫩，我们见证了跑步在和平与爱的感召下使人民团结的强大力量。我们坚信建立和平不是一场冲刺，而是一场马拉松。

贝鲁特国际马拉松创始人　梅·埃尔·卡里尔（May El khalil）

（名字以姓氏笔画为序.）

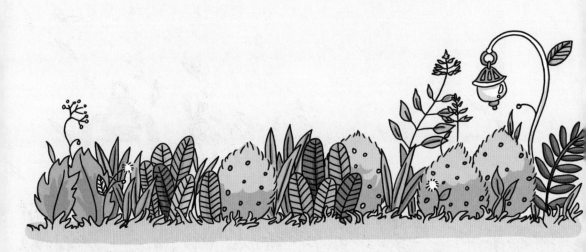

序言
"百马大叔"田同生

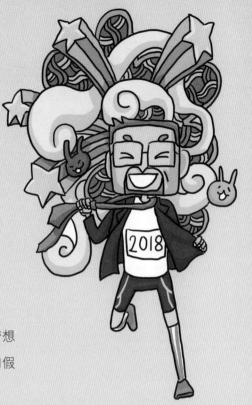

当你阅读到这段文字的时候，几年之前我梦想的"百马人生"已经变成了现实，我成了一个如假包换的"百马大叔"。

7 年 11 个月 02 天，4 大洲 16 个国家 54 座城

从 2010 年 1 月 2 日在厦门完成人生的第一场马拉松，到 2017 年 12 月 3 日在浙江开化完成第 100 场马拉松，我总共用 7 年 11 个月 02 天的时间跑遍了 4 大洲 16 个国家 54 个城市。

同时，我有惊无险地跑完了连续 3 轮的世界马拉松大满贯的六大赛事（波士顿、纽约、伦敦、柏林、芝加哥、东京）。顺理成章，我在 65 岁的时候成为中国第一位 100（马拉松）＋3×6（世界大满贯）＋1（亚洲大满贯）的跑者。除此之外，我于 2017 年 4 月 30 日的龙腾亚丁越野赛 46 公里的比赛中，以 12 小时 44 分 48 秒的成绩夺得年龄组第一名。

一路走来，并非一帆风顺。

2012 年 9 月，即将启程参加柏林马拉松时，遇到亲人病故。2012 年 11 月参加纽约马拉松比赛的前一天，由于"桑迪"飓风的侵袭，比赛被迫停止；2013 年 4

月，在波士顿马拉松的比赛途中，遭遇了
爆炸事件，比赛被迫终止。2015 年 7 月，
参加澳洲乌鲁鲁马拉松，因为航班故障，
所以没有赶上正式出发时间；几个小时
后赶到，主办方开了一个重新鸣枪起
跑的先例。

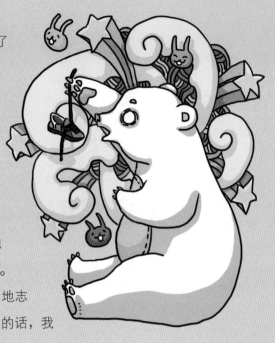

亲身经历过波士顿马拉松爆炸案
后，我开始反思，之前之所以计划要跑
100 场马拉松，无非是想证明自己很牛。
在波士顿遭遇爆炸案那天，如果不是当地志
愿者、警察以及无数不相识的人帮助我的话，我
是无法顺利与家人团聚并安全回到酒店的。

此生，我一定要感恩波士顿，感恩马拉松，身体力行传播马拉松的精神。

从独乐乐到众乐乐

我跑得再多，也仅仅是一个实现小我价值的独乐乐，只有影响和推动更多的人
跑起来，才是众乐乐。

于是，我把自己的定位从跑 100 场马拉松的"百马大叔"，升级为推动 100 个
有影响力的人跑马拉松的"百马推手"。在我的推动之下，曾是体育差生的毛大庆
跑了起来，并且在短短的几年时间里完成了 70 多场马拉松。毛大庆还推动成立了
毛线团公益跑团，如今已经覆盖到全国，跑团成员发展到 6 000 余人。还有金飞豹、
李小白、陈晓晖、王晞、王玉荣等人，这个名单可以列出很长很长。

为了推动更多的人跑步，在湛庐文化的策划下，我与十川合作，相继创作并出
版了《百马人生，从 55 岁开始》《百马人生，跑向波士顿》《百马人生，跑向纽约》
以及现在大家看到的《百马人生，跑向东京》。

我记得，开始创作第一本《百马人生，从 55 岁开始》的时候，十川还没有开始跑步，更没有跑过马拉松。为了真切地体验完成一场马拉松所带来的那种感觉，十川也开始学习跑马拉松，成为一个真正的跑者。为了深入了解世界马拉松大满贯赛事，她考察过柏林马拉松、芝加哥马拉松、纽约马拉松和东京马拉松，并在 2014 年 9 月的柏林马拉松跑完全程。

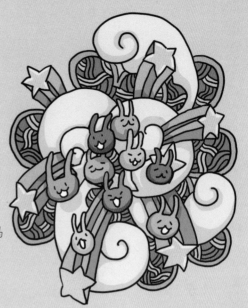

我与东京马拉松的不解之缘

2013 年，东京马拉松正式成为世界马拉松大满贯的一员。2015 年雅培冠名大满贯之后，大满贯赛事机构开始策划大满贯六星奖牌，并且规定只有在 2013 年之后完成东京马拉松的选手才能获得六星奖牌。

2016 年 2 月 28 日，阳光明媚，我背着一部索尼微单相机在东京马拉松赛道上一路跑一路拍，为这本绘本搜集素材，最终以 6 小时 15 分 56 秒完赛。虽然比 2011 年 2 月 27 日第一次跑东京马拉松的成绩慢了 1 小时 15 分，但我还是获得了珍贵的六星奖牌。值得一提的是，东京马拉松的关门时间是 7 小时，是大满贯六大赛事中关门时间最晚的。

不知不觉中，我已经在日本东京、北海道、千岁和奈良跑过 9 次马拉松，其中东京马拉松就占了 5 次。无论是这其中的哪座城市，日本观众的热情以及办赛者的高度负责都让我印象深刻。从政府官员到草根市民，从影视明星到学生少年，从头发花白的老太太到口含奶嘴的婴儿，大家无一不把马拉松当作自己的盛大节日。赛道沿途有很多人端着各色小吃请跑者一饱口福，巧克力、香蕉段、蛋糕、梅子……应有尽有。

2018 年是中日邦交正常化 45 周年，我和十川也想以这本共同创作的《百马人生，跑向东京》作为献礼，祝愿中日两国人民世代友好下去！

　　跑完 100 场马拉松，仅仅是生命历程中的一个里程碑。接下来，我要跑 100 个城市的马拉松、100 个国家的马拉松……

　　从 2018 年开始，我将顺着"一带一路"沿线跑 65 场马拉松，推动沿线国家和地区在体育旅游赛事等方面的深度合作。

　　跑一场马拉松，你就会收获一枚奖牌。奖牌是对人生的激励，不能没有，也不能太多。没有奖牌，人生太平淡；只有奖牌，人生又太单调。百马大叔在此祝愿每个人都能有自己的多彩人生！

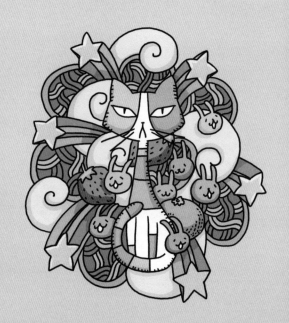

目录

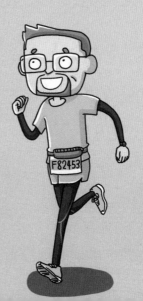

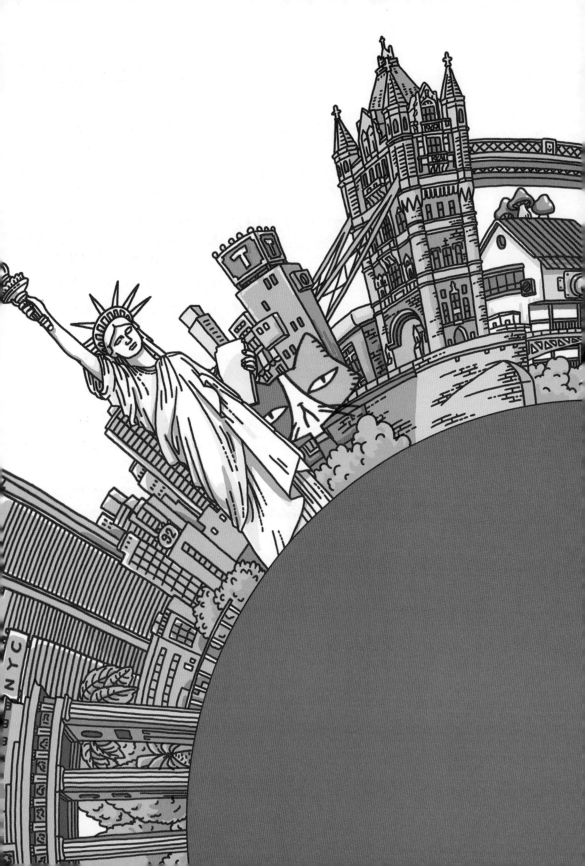

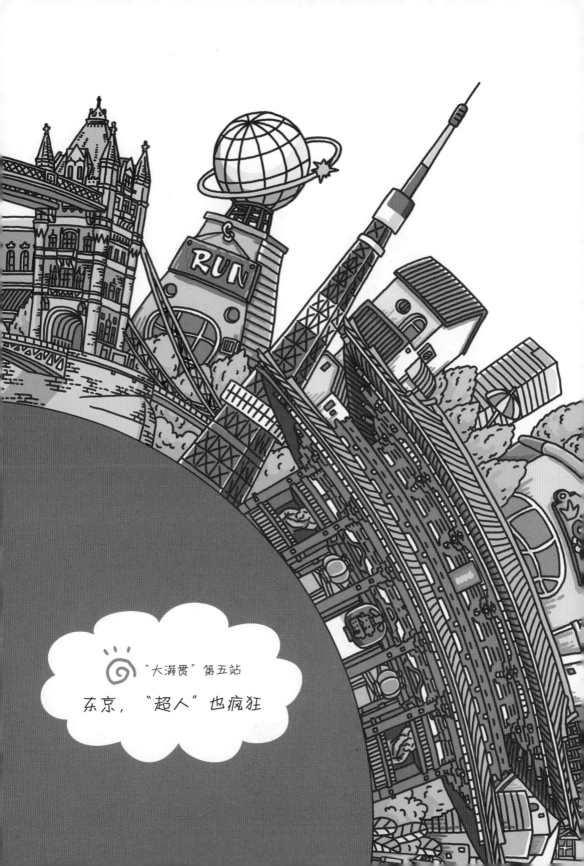

"大满贯"第五站

东京，"超人"也疯狂

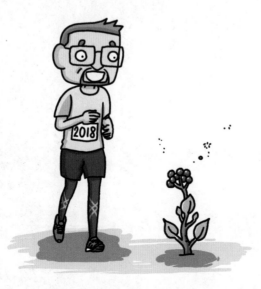

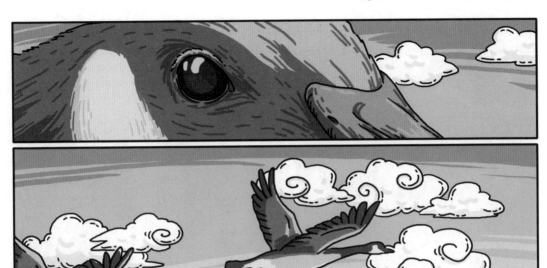

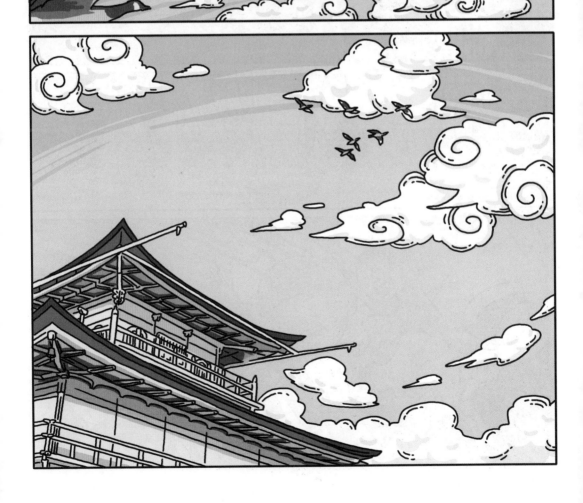

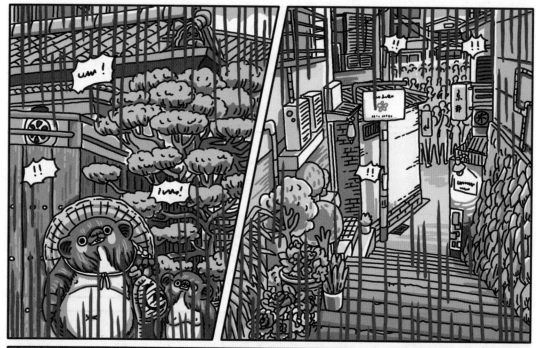

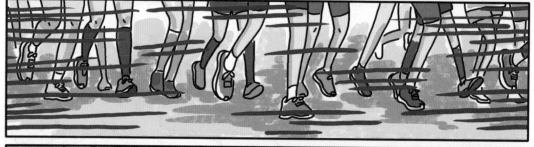

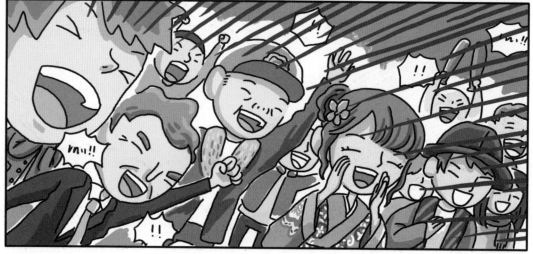

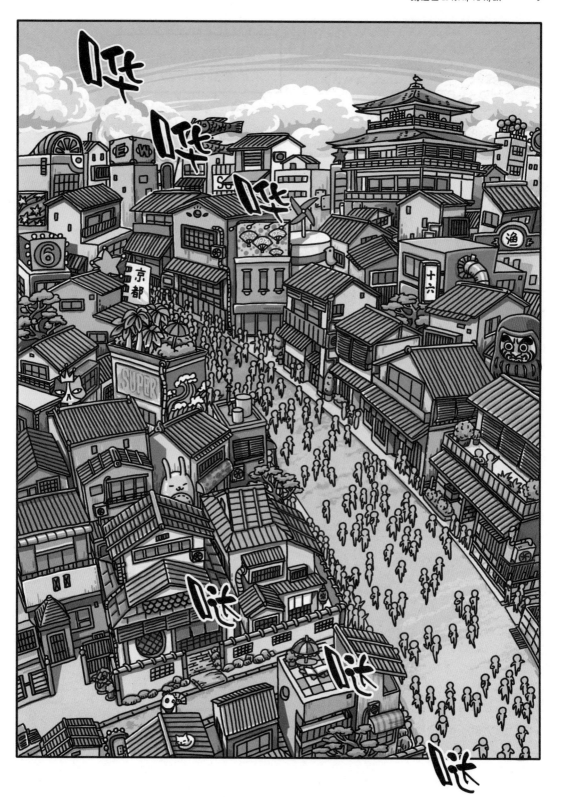

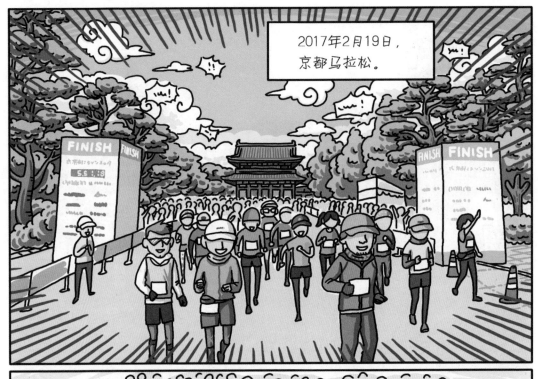

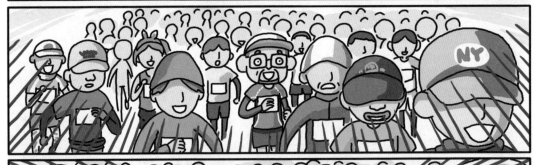

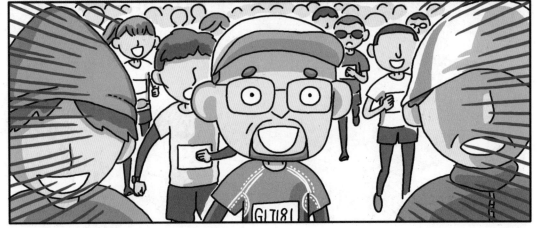

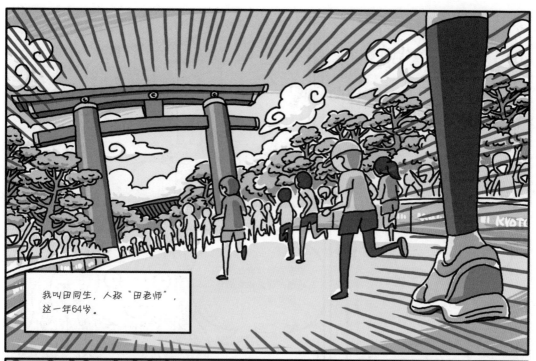

我叫田同生，人称"田老师"，这一年64岁。

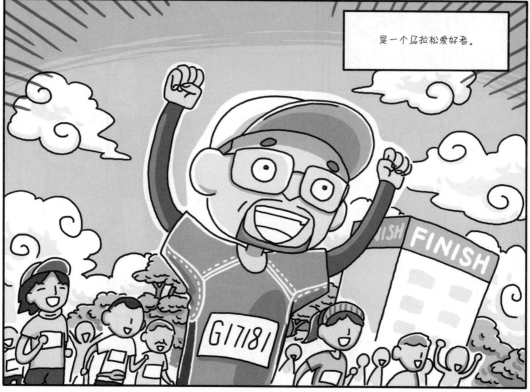

是一个马拉松爱好者。

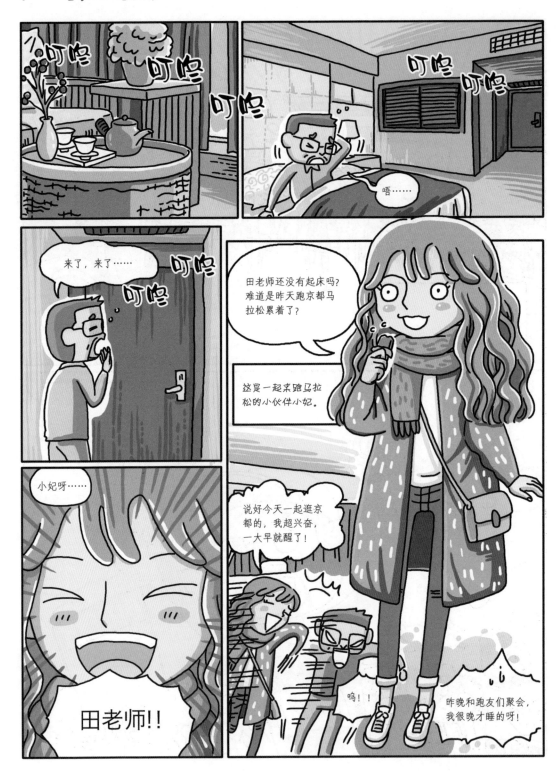

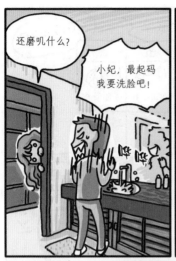

还磨叽什么？

小妃，最起码我要洗脸吧！

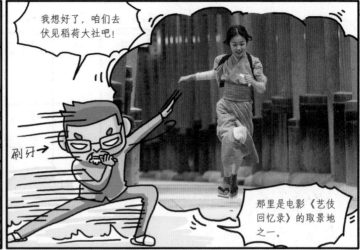

我想好了，咱们去伏见稻荷大社吧！

刷牙→

那里是电影《艺伎回忆录》的取景地之一。

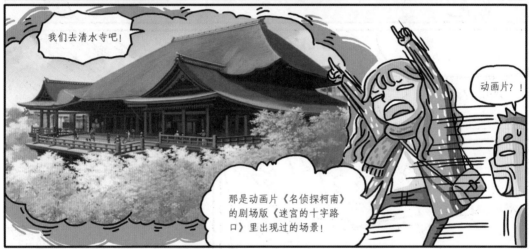

我们去清水寺吧！

动画片？！

那是动画片《名侦探柯南》的剧场版《迷宫的十字路口》里出现过的场景！

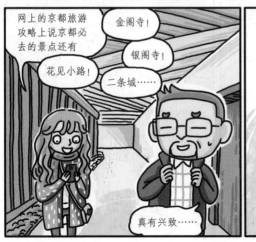

网上的京都旅游攻略上说京都必去的景点还有

金阁寺！

银阁寺！

花见小路！

二条城……

真有兴致……

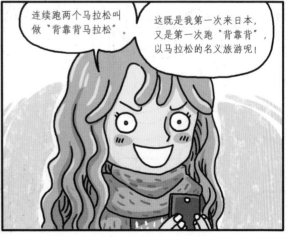

连续跑两个马拉松叫做"背靠背马拉松"。

这既是我第一次来日本，又是第一次跑"背靠背"，以马拉松的名义旅游呢！

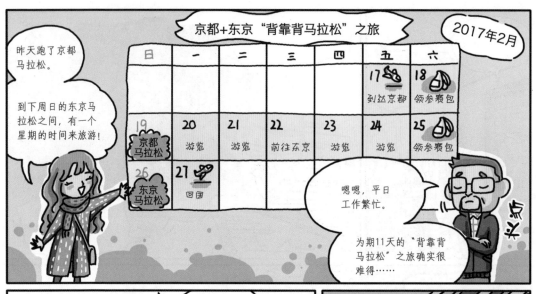

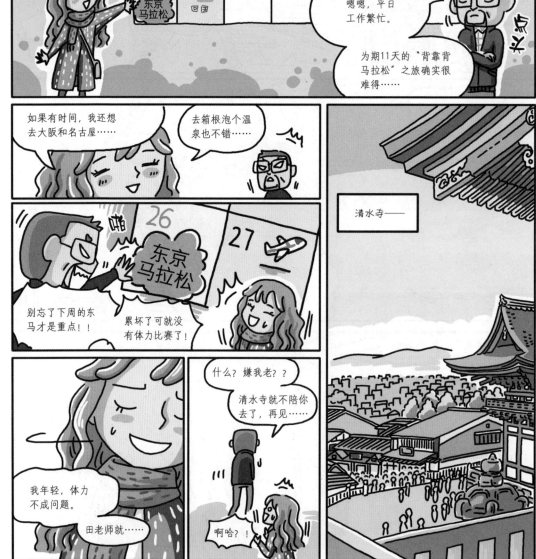

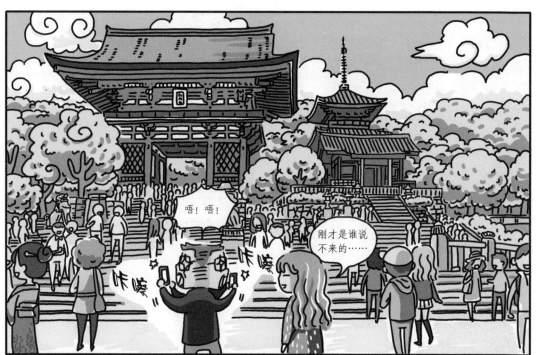

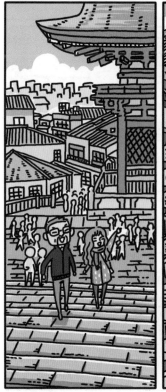

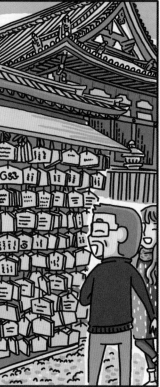

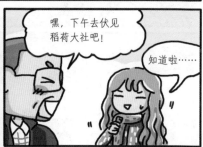

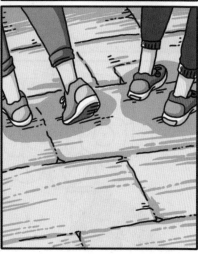

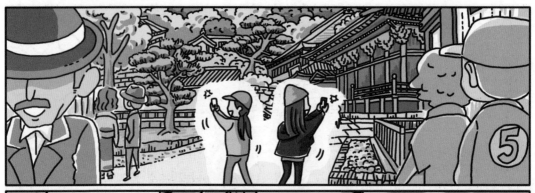

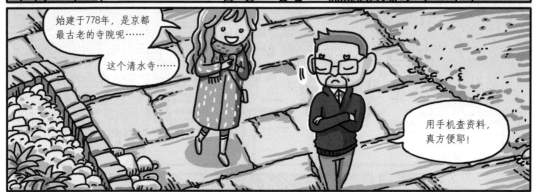

始建于778年，是京都最古老的寺院呢……

这个清水寺……

用手机查资料，真方便耶！

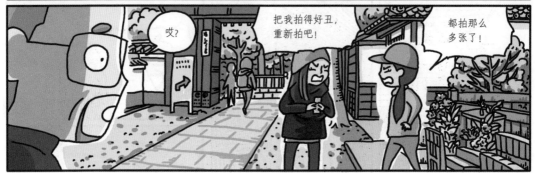

哎？

把我拍得好丑，重新拍吧！

都拍那么多张了！

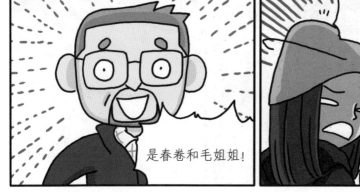

是春卷和毛姐姐！

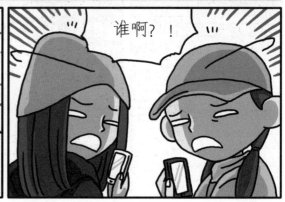

谁啊？！

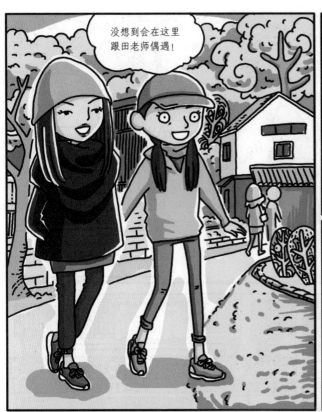

没想到会在这里跟田老师偶遇！

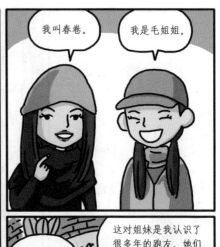

我叫春卷。

我是毛姐姐。

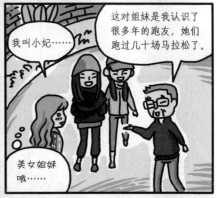

我叫小妃……

这对姐妹是我认识了很多年的跑友，她们跑过几十场马拉松了。

美女姐妹哦……

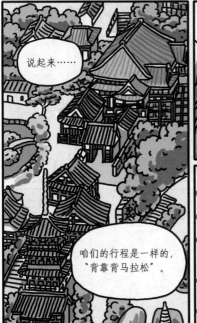

说起来……

咱们的行程是一样的，"背靠背马拉松"。

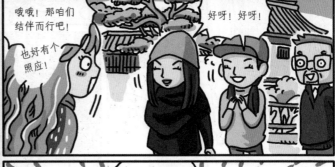

哦哦！那咱们结伴而行吧！

也好有个照应！

好呀！好呀！

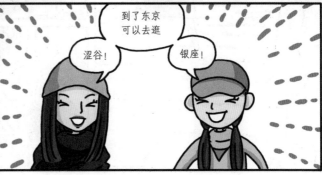

到了东京可以去逛

涩谷！

银座！

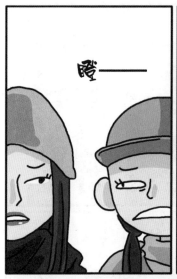

瞪——

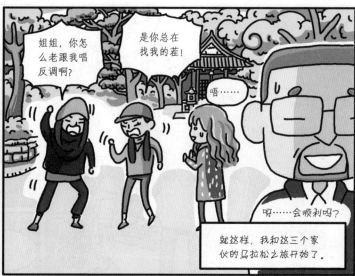

姐姐，你怎么老跟我唱反调啊？

是你总在找我的茬！

唔……

呀……会顺利吗？

就这样，我和这三个家伙的马拉松之旅开始了。

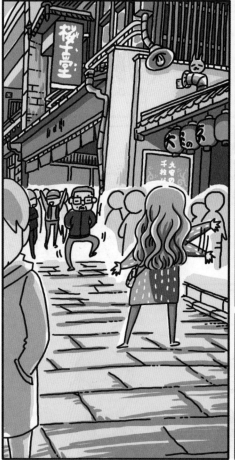

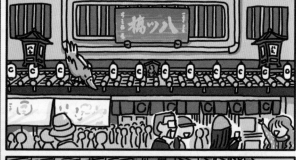

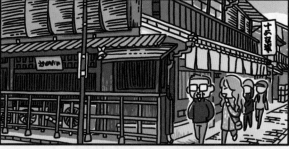

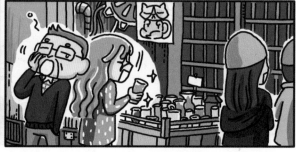

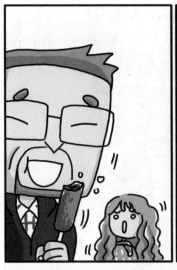

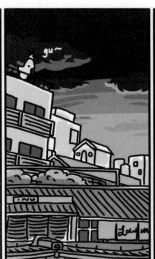

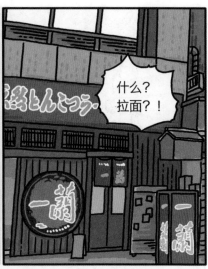

什么？
拉面？！

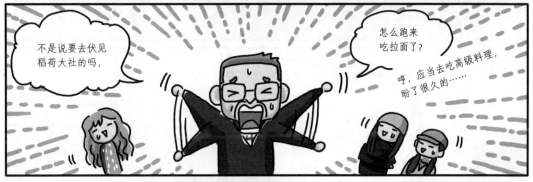

不是说要去伏见
稻荷大社的吗，

怎么跑来
吃拉面了？

哼，应当去吃高级料理，
盼了很久的……

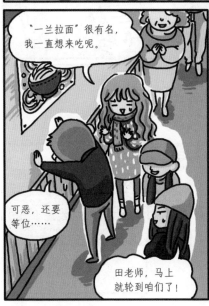

"一兰拉面"很有名，
我一直想来吃呢。

可恶，还要
等位……

田老师，马上
就轮到咱们了！

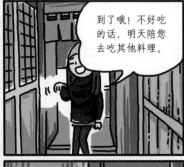

到了哦！不好吃
的话，明天陪您
去吃其他料理。

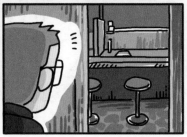

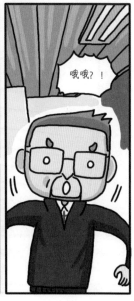

哦哦？！

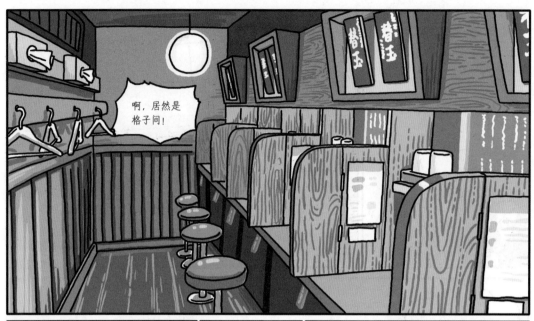

啊，居然是格子间！

你又跟我作对！

你才是！

这是为了

让客人把注意力放在拉面上！

让客人不用避讳吃相！

有中文，太好了！

桌子上摆有一张点餐单。

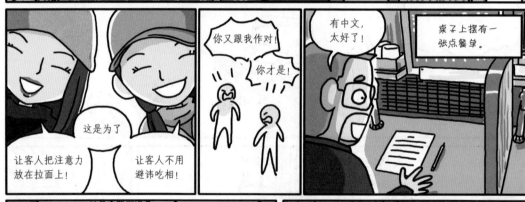

巨细靡遗，日本人的作风啊！

请选择您喜欢的……
然后在上面装……

拉　面

口味的浓度	清淡口味	普通口味		
油腻的程度	无	清淡	普通 比较油腻 很油腻	
大蒜	无	少许	普通 半片 一整片	
葱	无		大葱 细葱（青葱）	
叉烧肉		不要	要	
特制调味汁	无	1/2倍	普通 加2倍 加（　）倍	
……的软硬度	特硬	比较硬	普通 比较软	

根据个人喜好，可以勾选汤底的浓度、面条的软硬度、加什么配料等。

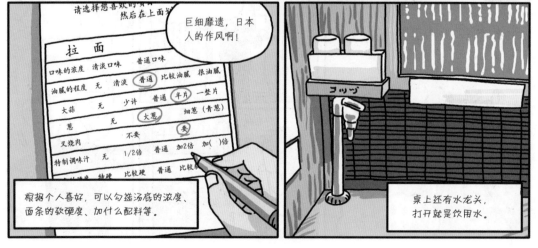

桌上还有水龙头，打开就是饮用水。

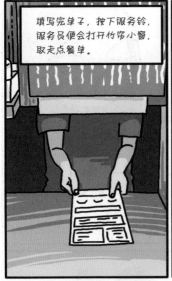

填写完单子，按下服务铃，服务员便会打开竹帘帘小窗，取走点餐单。

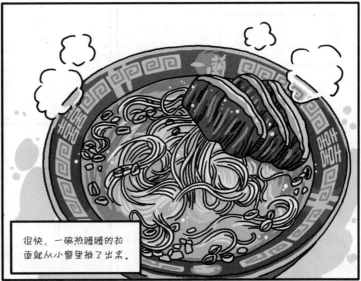

很快，一碗热腾腾的拉面就从小窗里推了出来。

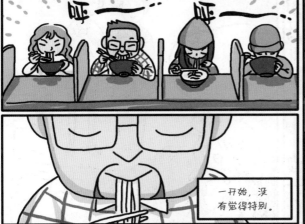

一开始，没有觉得特别。

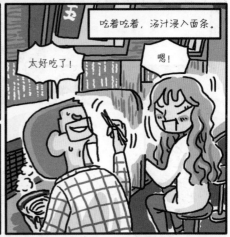

吃着吃着，汤汁浸入面条。

太好吃了！

嗯！

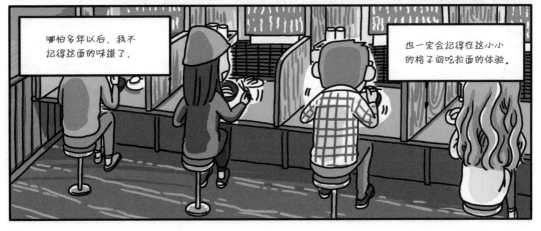

哪怕多年以后，我不记得这面的味道了，

也一定会记得在这小小的格子间吃拉面的体验。

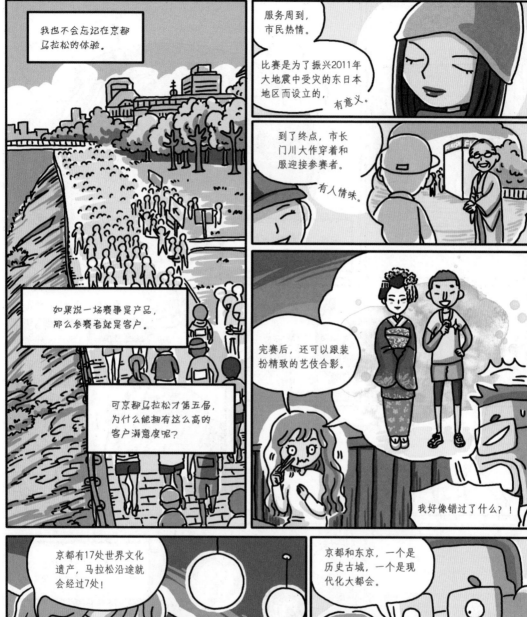

我也不会忘记在京都马拉松的体验。

服务周到，市民热情。

比赛是为了振兴2011年大地震中受灾的东日本地区而设立的。有意义。

到了终点，市长门川大作穿着和服迎接参赛者。有人情味。

如果说一场赛事是产品，那么参赛者就是客户。

可京都马拉松才第五届，为什么能拥有这么高的客户满意度呢？

完赛后，还可以跟装扮精致的艺伎合影。

我好像错过了什么？！

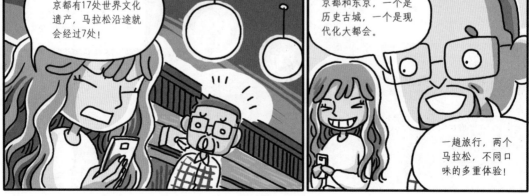

京都有17处世界文化遗产，马拉松沿途就会经过7处！

京都和东京，一个是历史古城，一个是现代化大都会。

一趟旅行，两个马拉松，不同口味的多重体验！

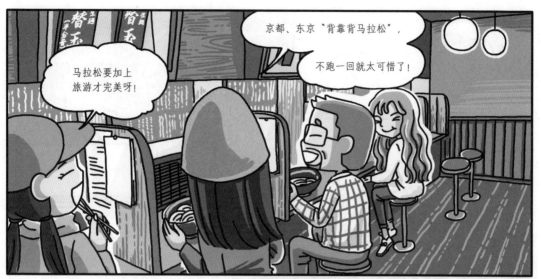

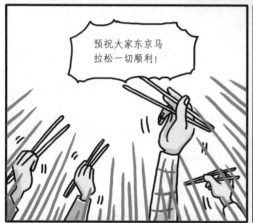

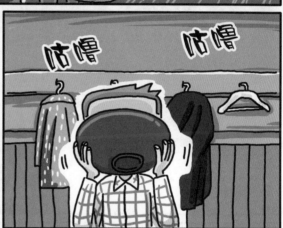

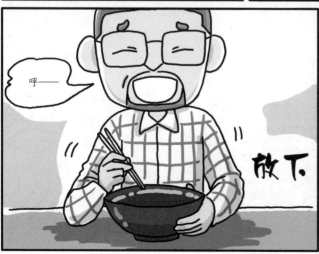

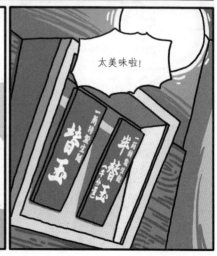

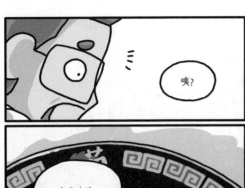

唉?

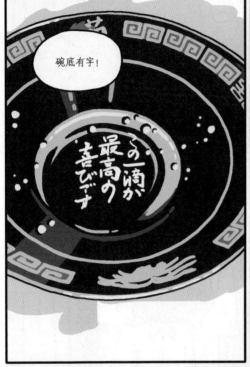

碗底有字!

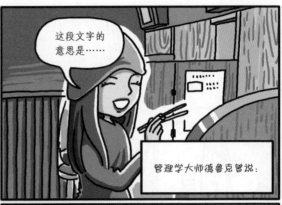

这段文字的意思是……

管理学大师德鲁克曾说:

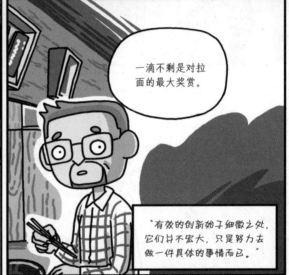

一滴不剩是对拉面的最大奖赏。

"有效的创新始于细微之处，它们并不宏大，只是努力去做一件具体的事情而已。"

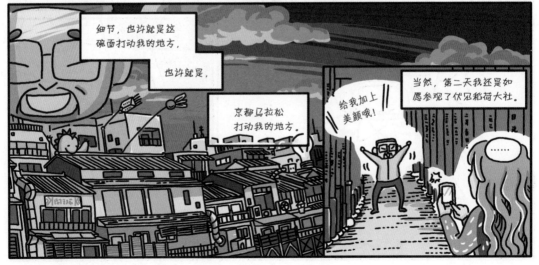

细节，也许就是这碗面打动我的地方，

也许就是，

京都马拉松打动我的地方。

给我加上美颜哦!

当然，第二天我还是如愿参观了伏见稻荷大社。

……

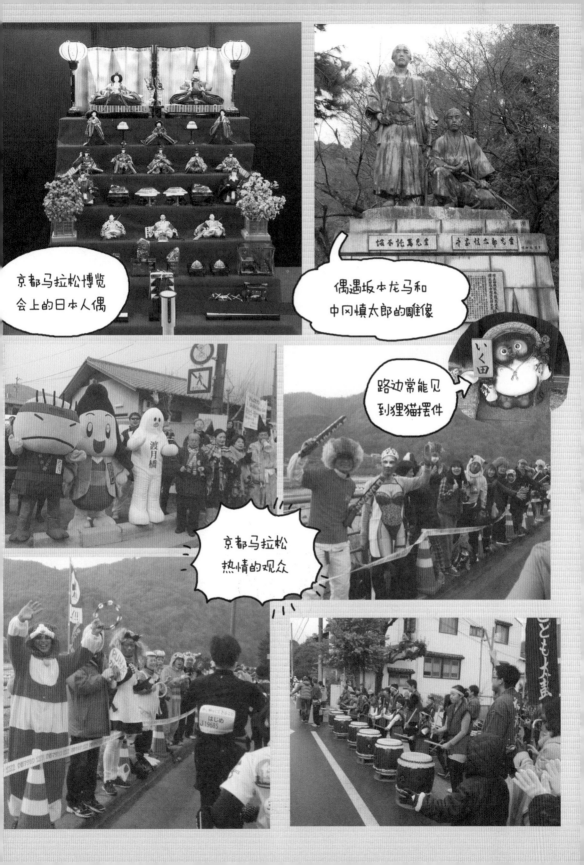

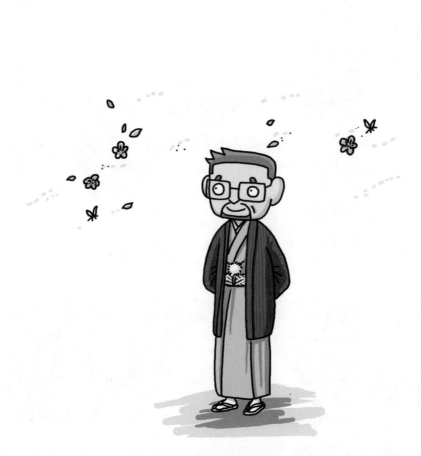

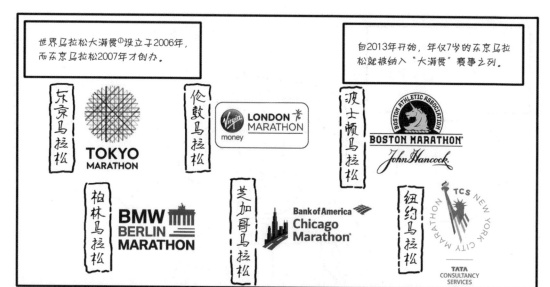

世界马拉松大满贯①设立于2006年，而东京马拉松2007年才创办。

自2013年开始，年仅7岁的东京马拉松就被纳入"大满贯"赛事之列。

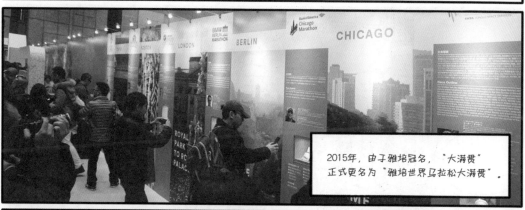

2015年，由于雅培冠名，"大满贯"正式更名为"雅培世界马拉松大满贯"。

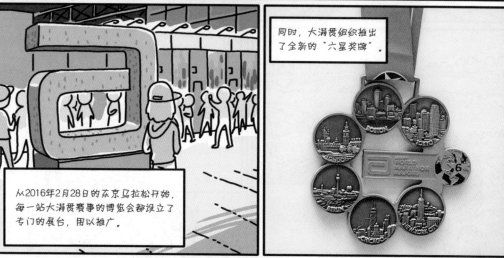

同时，大满贯组织推出了全新的"六星奖牌"。

从2016年2月28日的东京马拉松开始，每一站大满贯赛事的博览会都设立了专门的展台，用以推广。

① 世界马拉松大满贯还包括世界田径锦标赛马拉松和四年一次的夏季奥运会马拉松。从2017年11月中旬开始，新增年龄组世界排名系统和冠军系列赛，其中包括摇滚马拉松系列赛的13站、澳大利亚、新西兰、新加坡和曼谷的马拉松等9场赛事。各个年龄组都会产生世界冠军，积分靠前的选手获得晋级冠军赛资格。

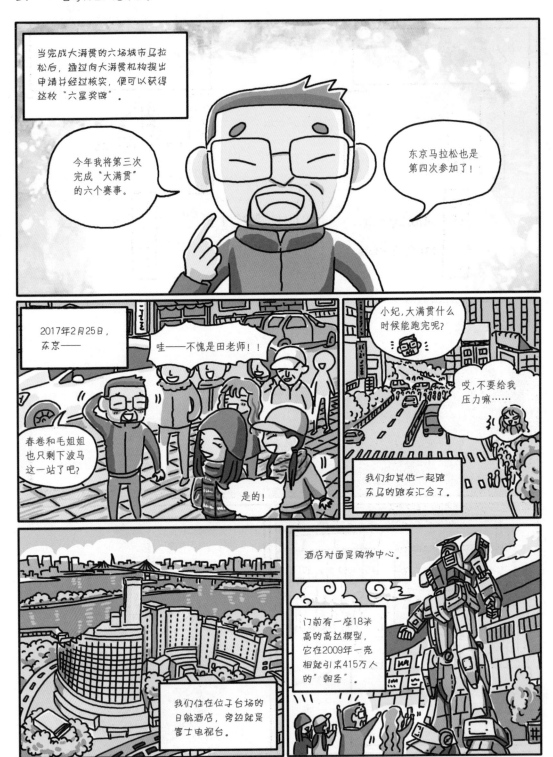

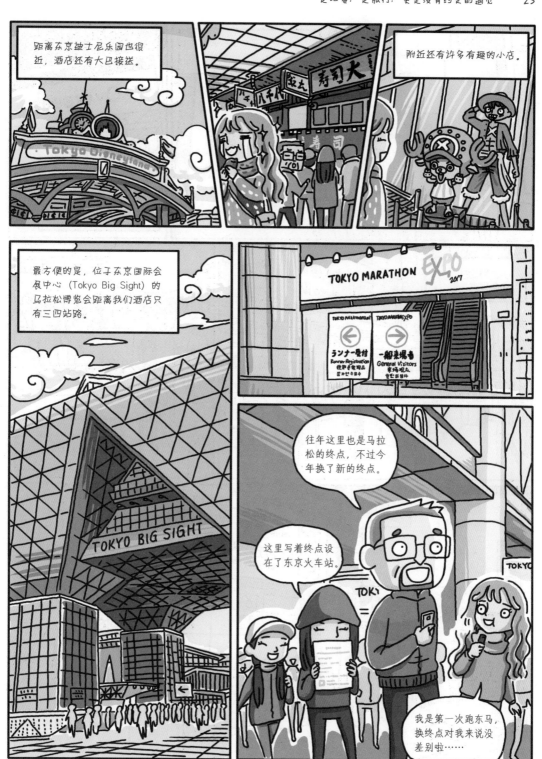

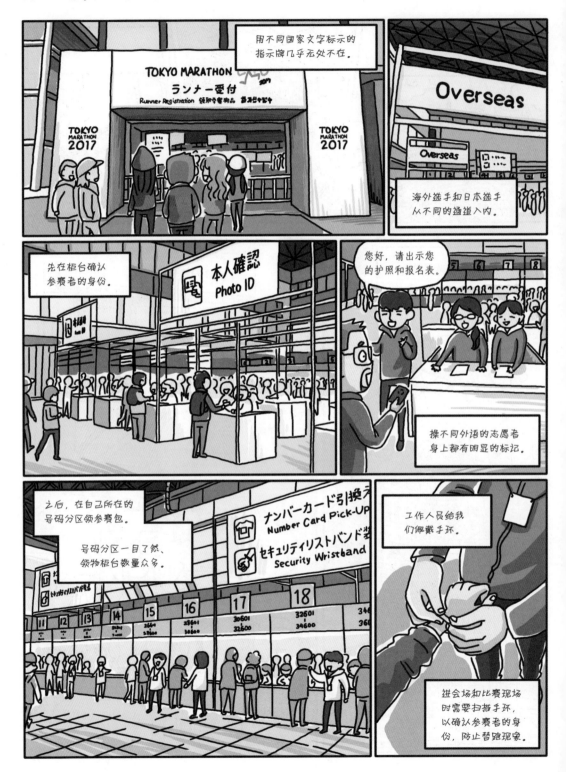

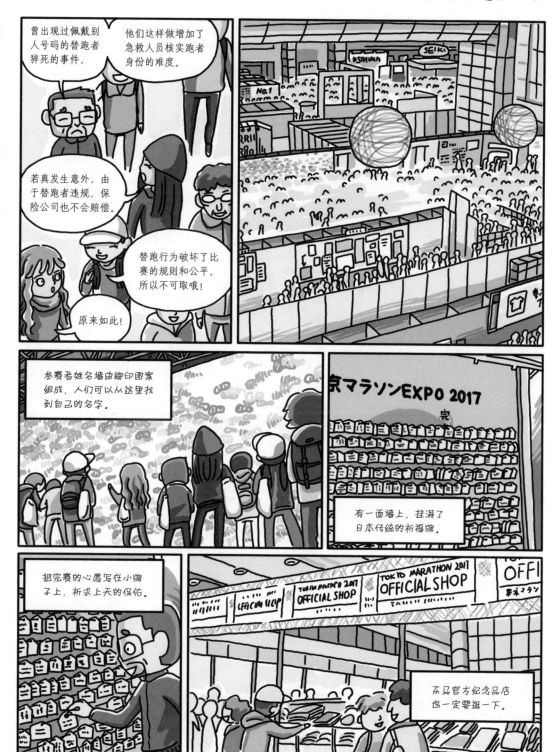

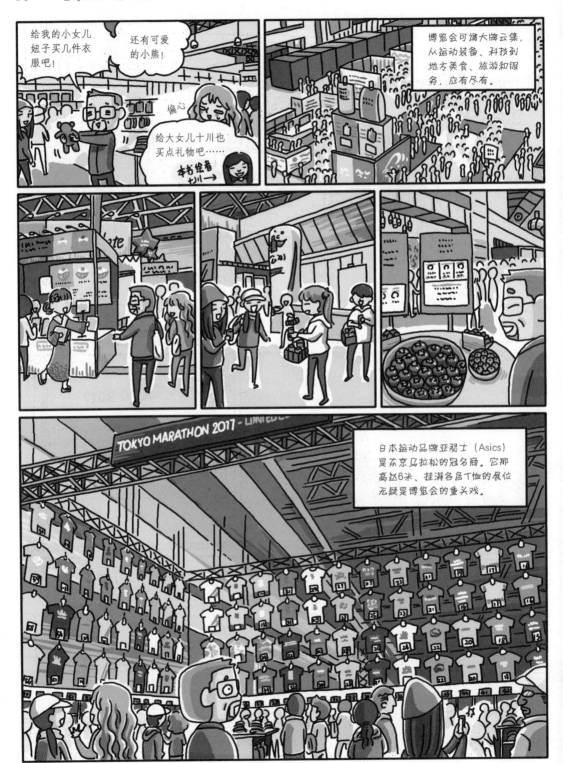

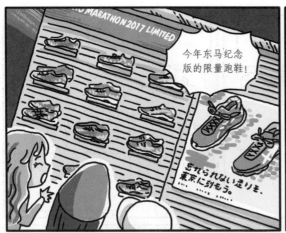

今年东马纪念版的限量跑鞋！

忘れられない走りを。東京に到もう。……

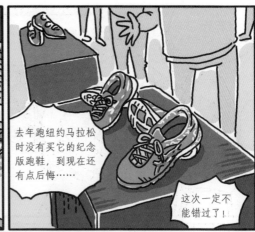

去年跑纽约马拉松时没有买它的纪念版跑鞋，到现在还有点后悔……

这次一定不能错过了！

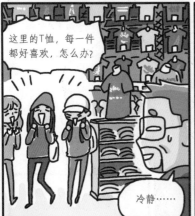

这里的T恤，每一件都好喜欢，怎么办？

冷静……

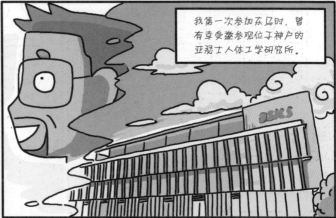

我第一次参加东马时，曾有幸受邀参观位于神户的亚瑟士人体工学研究所。

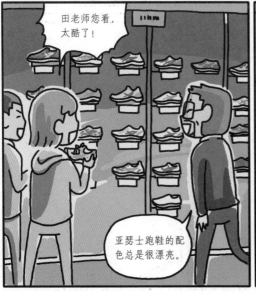

田老师您看，太酷了！

亚瑟士跑鞋的配色总是很漂亮。

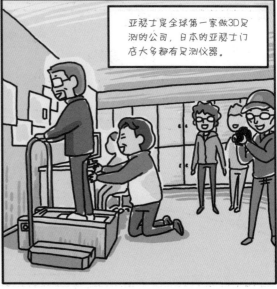

亚瑟士是全球第一家做3D足测的公司，日本的亚瑟士门店大多都有足测仪器。

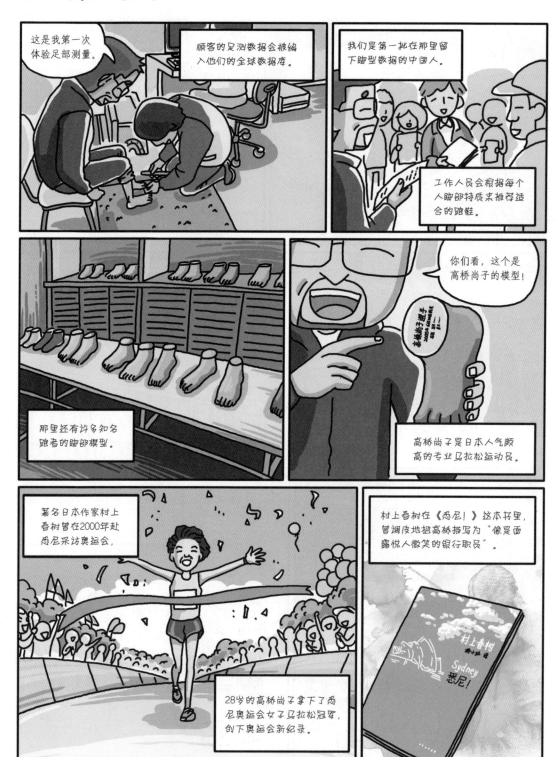

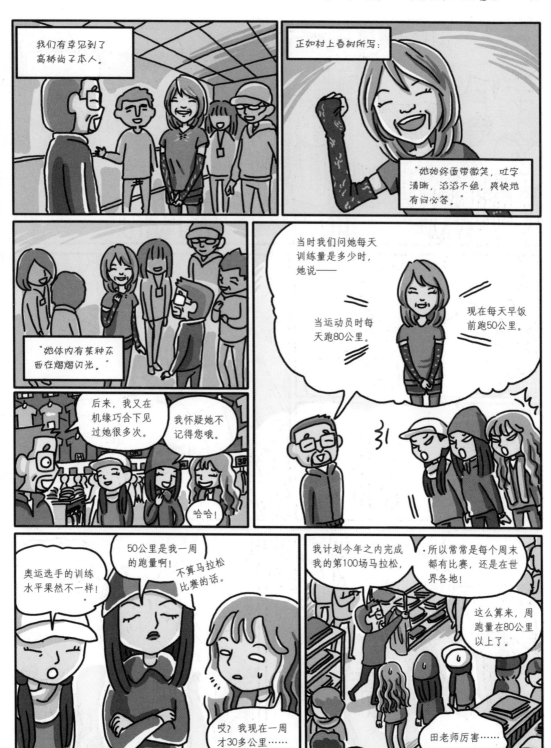

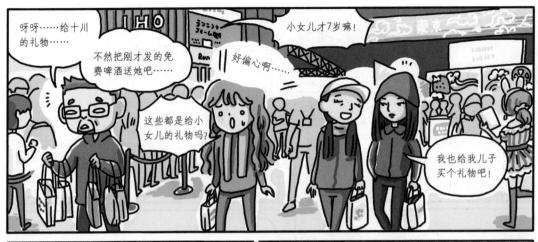

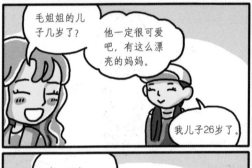

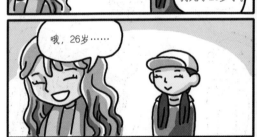

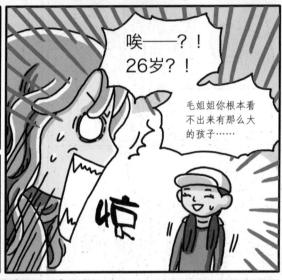

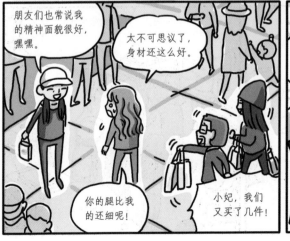

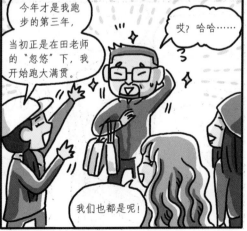

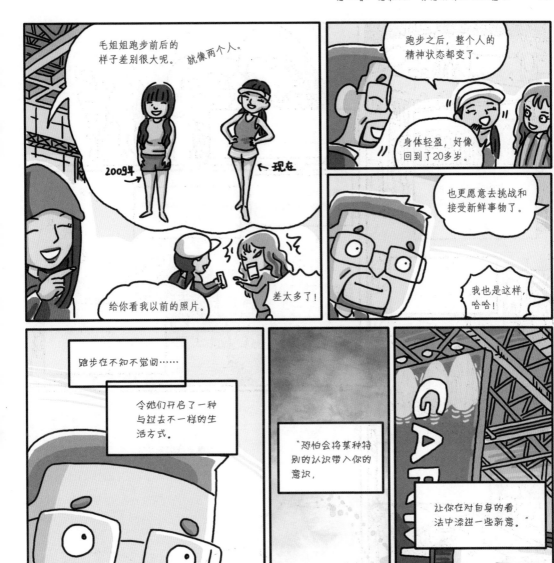

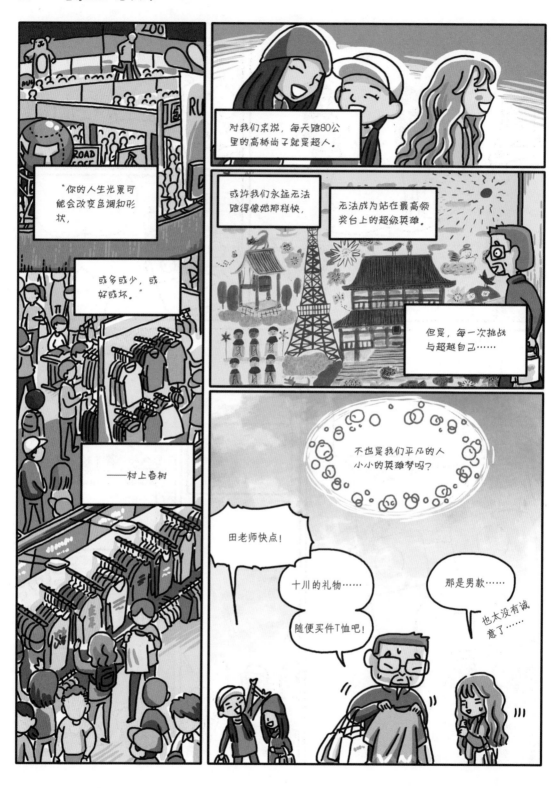

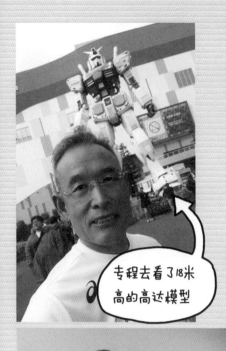

专程去看了18米高的高达模型

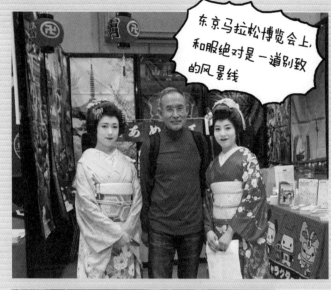

东京马拉松博览会上，和服绝对是一道别致的风景线

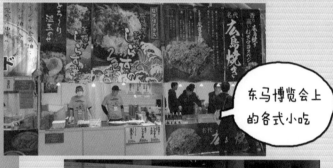

东马博览会上的各式小吃

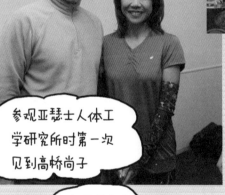

参观亚瑟士人体工学研究所时第一次见到高桥尚子

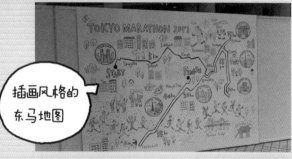

插画风格的东马地图

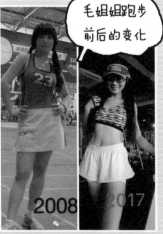

毛姐姐跑步前后的变化

2008 2017

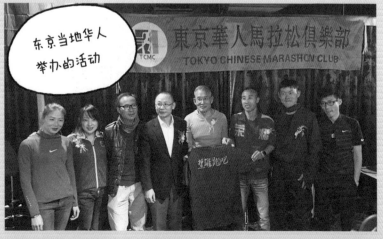

东京当地华人举办的活动

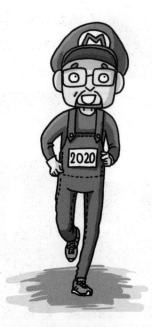

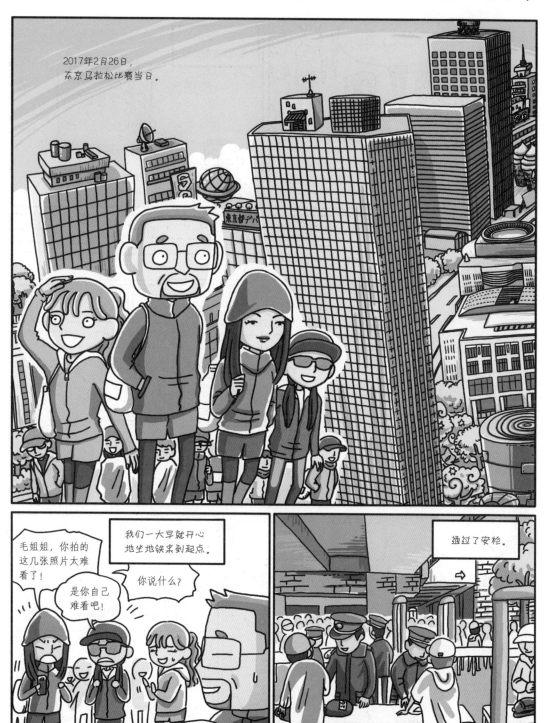

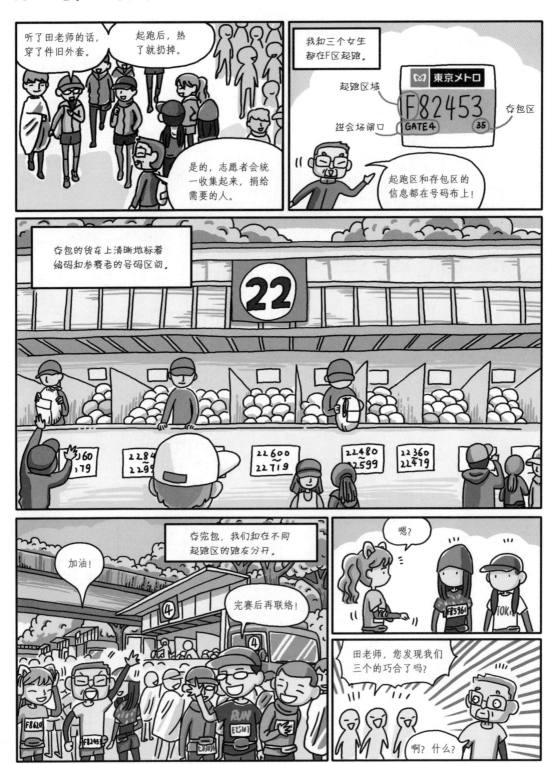

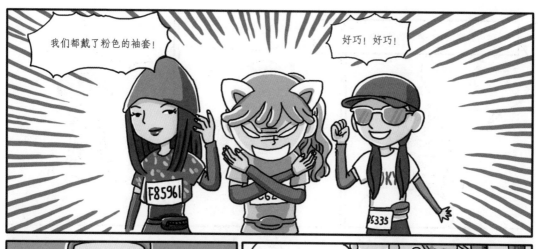

我们都戴了粉色的袖套！

好巧！好巧！

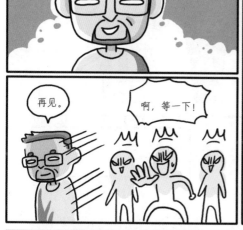

再见。

啊，等一下！

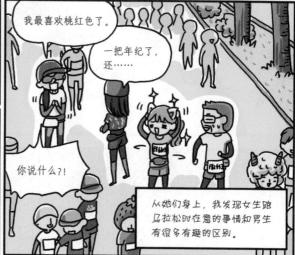

我最喜欢桃红色了。

一把年纪了，还……

你说什么？！

从她们身上，我发现女生跑马拉松时在意的事情和男生有很多有趣的区别。

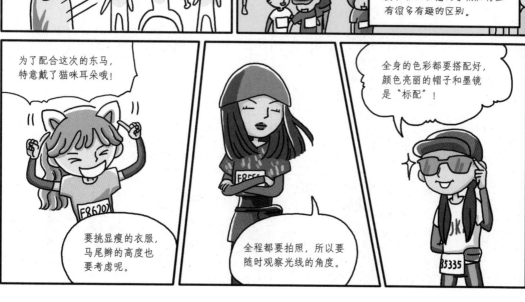

为了配合这次的东马，特意戴了猫咪耳朵哦！

要挑显瘦的衣服，马尾辫的高度也要考虑呢。

全程都要拍照，所以要随时观察光线的角度。

全身的色彩都要搭配好，颜色亮丽的帽子和墨镜是"标配"！

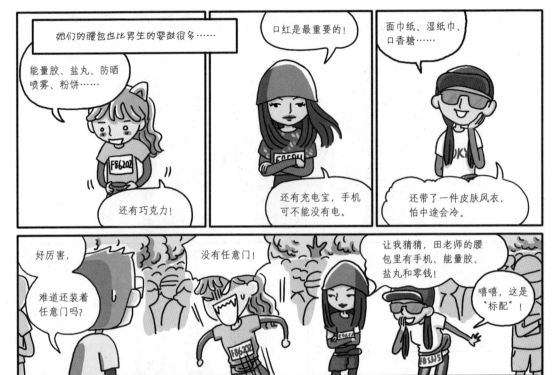

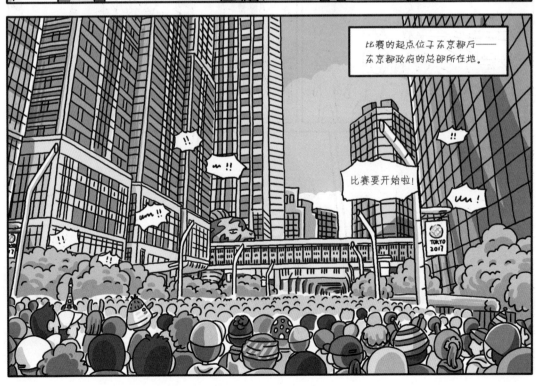

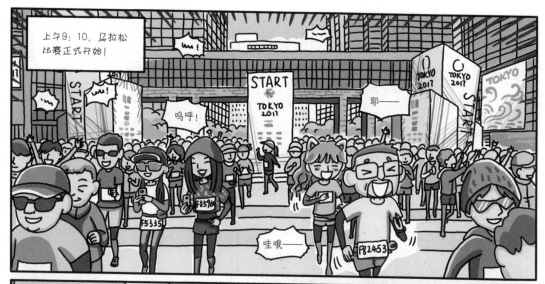

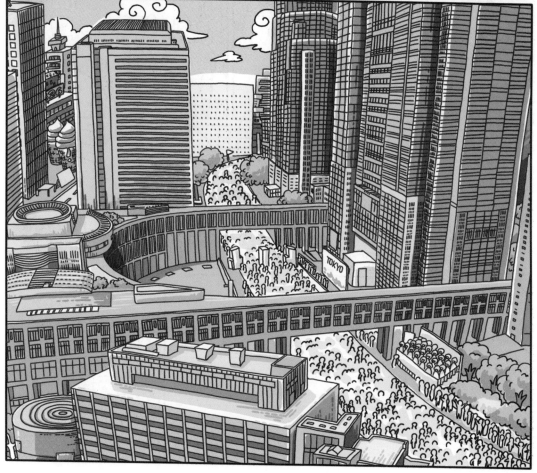

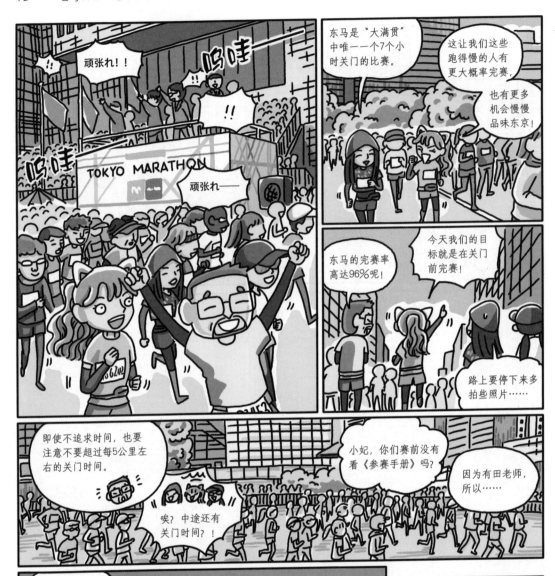

马拉松全程设有10个关门点——

如果超过规定时间，就只能退出比赛了。

每处都有收容车。

収容関門	収容関門設置場所	閉鎖時刻	
		マラソン	車いす
5.6km収容関門	飯田橋セントラルプラザ前	10：30	9：25
9.9km収容関門	日本橋南詰	11：00	9：40
14.6km収容関門	駒形橋西詰交差点	11：40	9：50
19.7km収容関門	深川一丁目交差点	12：30	—
25.7km収容関門	浅草橋交差点	13：20	—
30.1km収容関門	数寄屋橋交差点	13：55	10：40
34.2km収容関門	札の辻交差点	14：35	—
38.5km収容関門	芝公園グランド前交差点	15：30	—
41.0km収容関門	日比谷交差点	16：00	11：12
フィニッシュ	東京駅前・行幸通り	16：10	—

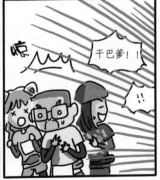

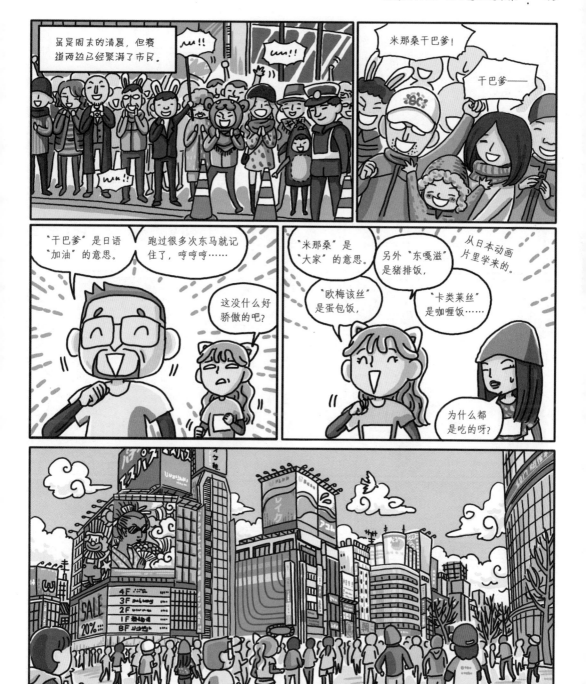

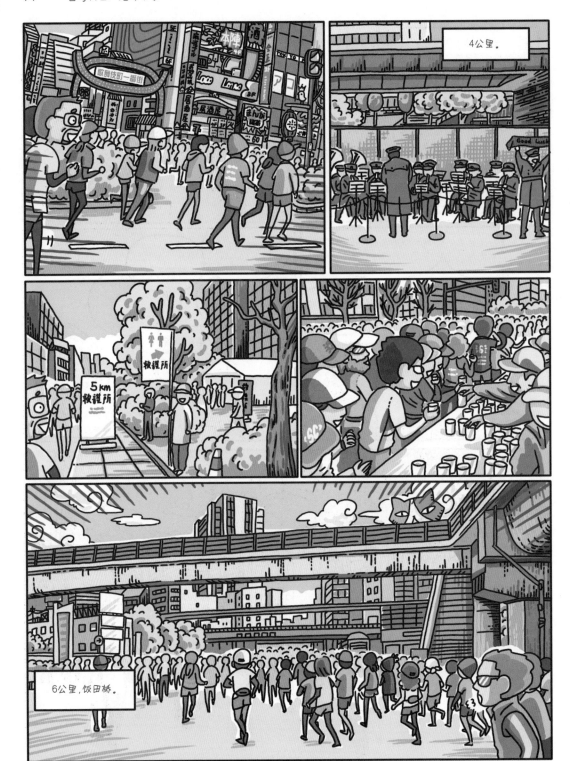

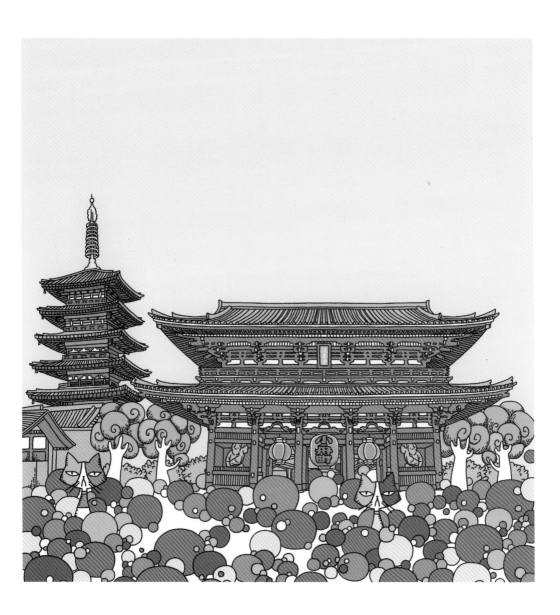
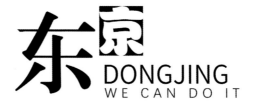

东京
DONGJING
WE CAN DO IT

凭 此插画页在"十川艺术"微店购买本书读者专享福利奖牌书，享受 **6** 折优惠！

您可将此插画页装入奖牌书，搭配您的东京马拉松完赛奖牌，
适用于：
- 已购买绘本《百马人生，跑向东京》的读者；
- 已跑完或将要跑东京马拉松的跑者。

此插画页

您的东京马拉松
完赛奖牌

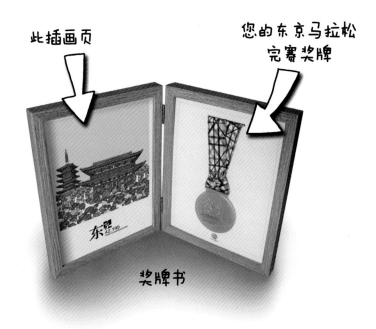

奖牌书

十川艺术是由本书绘者田十川创立的体育＋艺术
衍生品品牌，购买奖牌书及查看更多信息请扫描
右侧二维码进入微店

扫码进入"十川艺术"微店

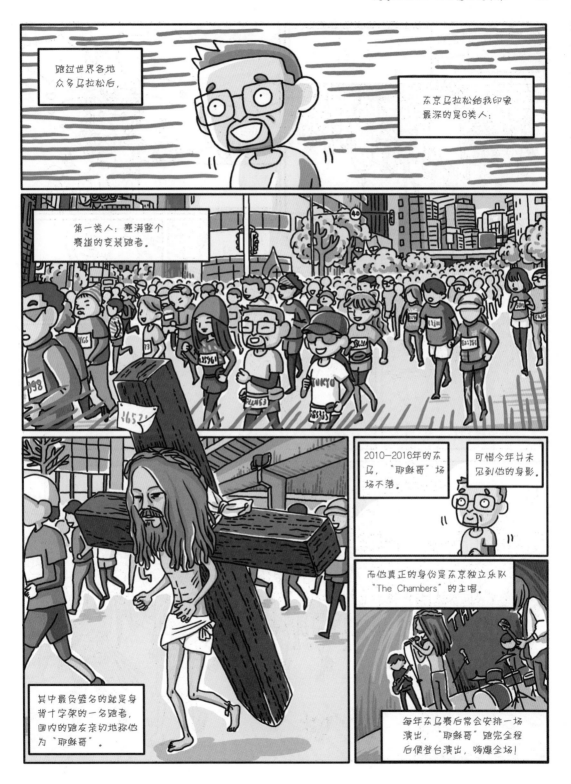

跑过世界各地众多马拉松后，

东京马拉松给我印象最深的是6类人：

第一类人：穿满整个赛道的变装跑者。

其中最负盛名的就是身背十字架的一名跑者，国内的跑友亲切地称他为"耶稣哥"。

2010—2016年的东马，"耶稣哥"场场不落。

可惜今年并未见到他的身影。

而他真正的身份是东京独立乐队"The Chambers"的主唱。

每年东马赛后常会安排一场演出，"耶稣哥"跑完全程后便登台演出，嗨爆全场！

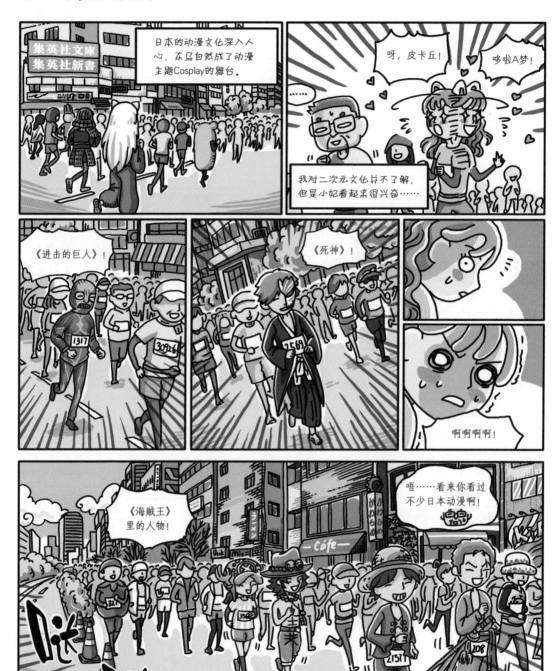

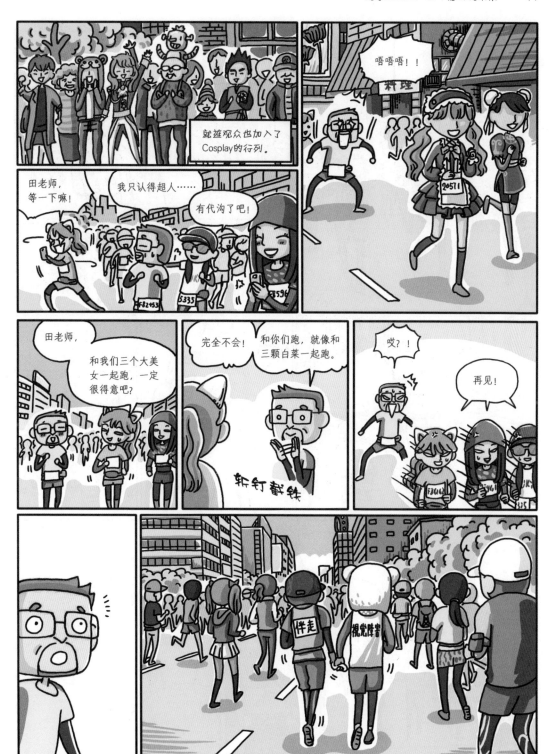

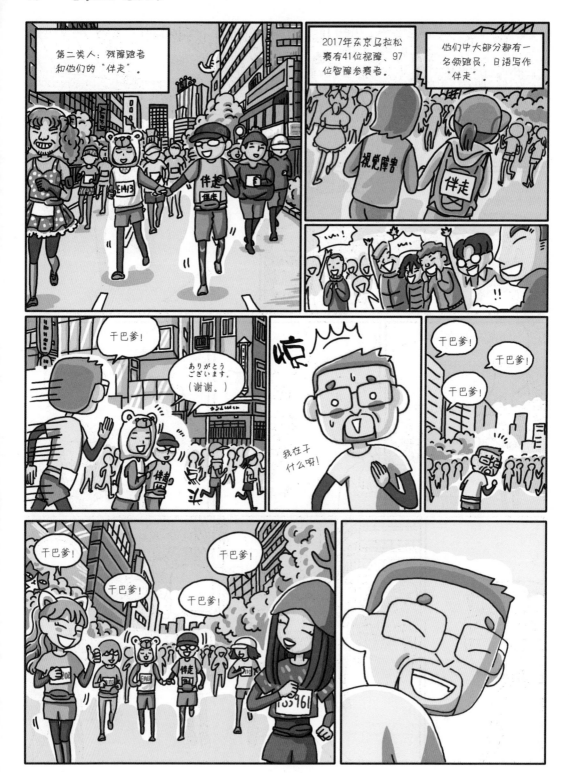

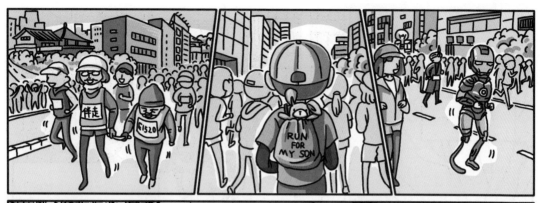

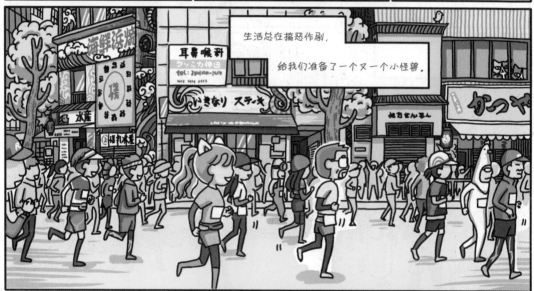

生活总在搞恶作剧，

给我们准备了一个又一个小怪兽。

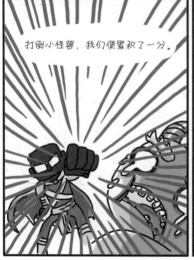

打倒小怪兽，我们便累积了一分。

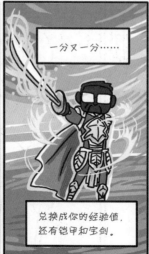

一分又一分……

兑换成你的经验值，
还有铠甲和宝剑。

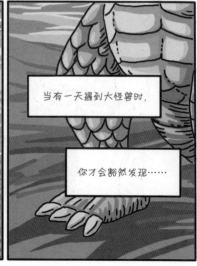

当有一天遇到大怪兽时，

你才会豁然发现……

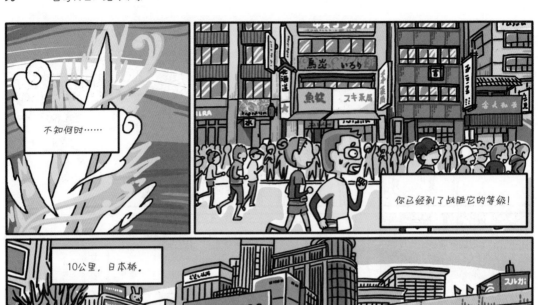

不知何时……

你已经到了战胜它的等级!

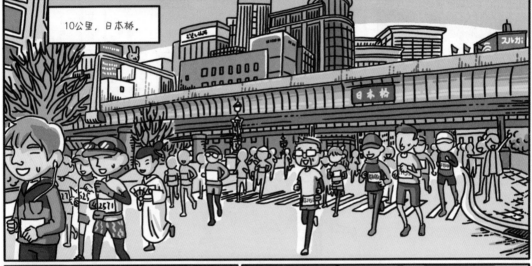

10公里，日本桥。

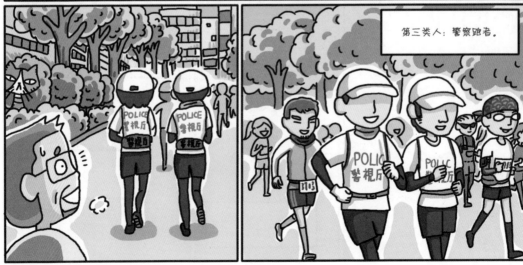

第三类人：警察跑者。

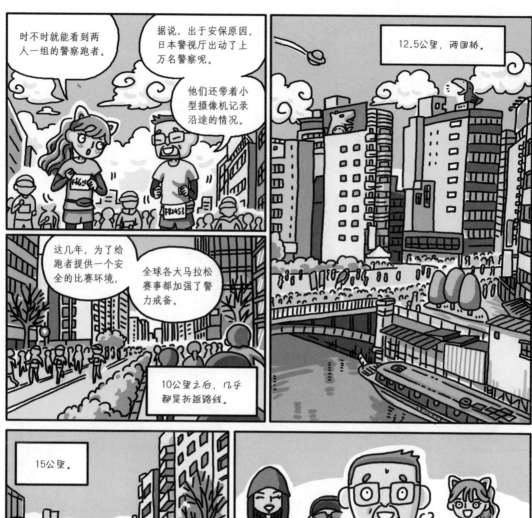

时不时就能看到两人一组的警察跑者。

据说，出于安保原因，日本警视厅出动了上万名警察呢。

他们还带着小型摄像机记录沿途的情况。

12.5公里，两国桥。

这几年，为了给跑者提供一个安全的比赛环境，

全球各大马拉松赛事都加强了警力戒备。

10公里之后，几乎都是折返路线。

15公里。

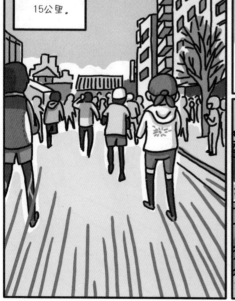

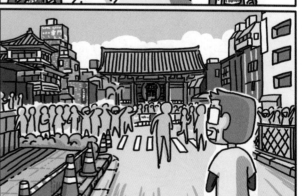

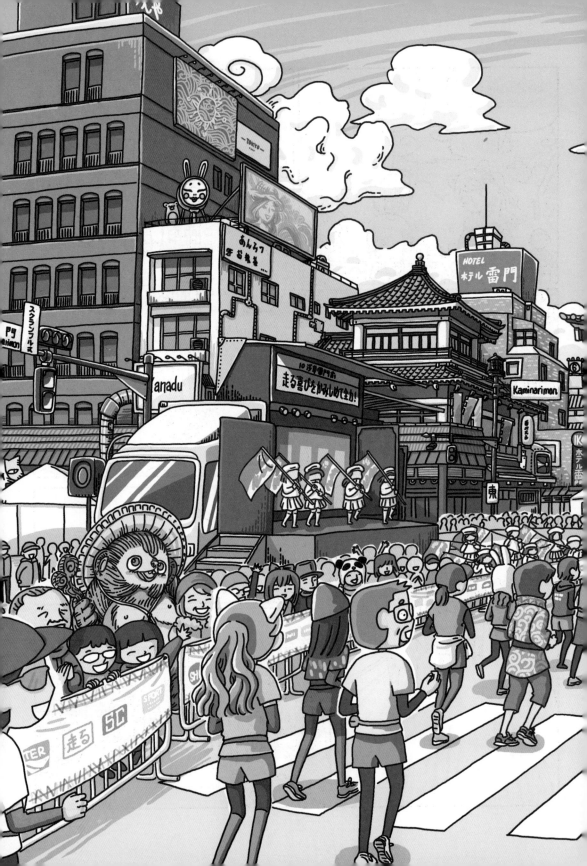

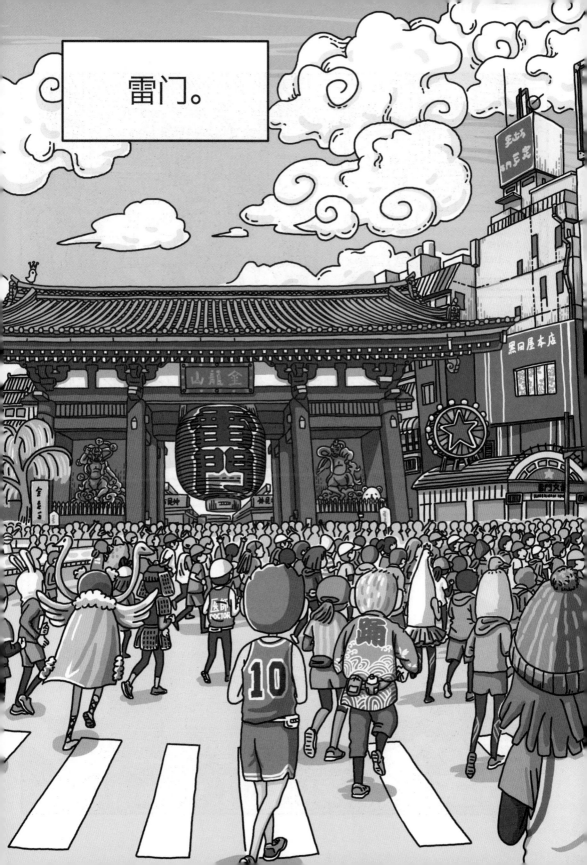

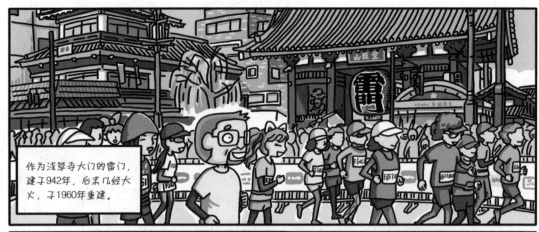

作为浅草寺大门的雷门，建于942年，后来几经大火，于1960年重建。

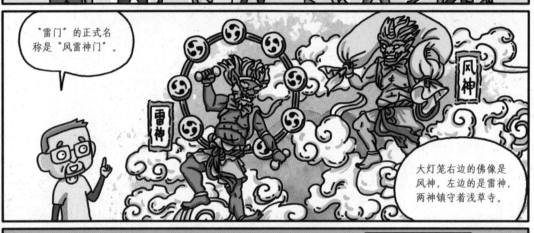

"雷门"的正式名称是"风雷神门"。

大灯笼右边的佛像是风神，左边的是雷神，两神镇守着浅草寺。

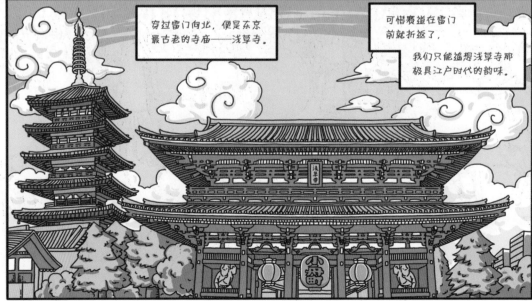

穿过雷门向北，便是东京最古老的寺庙——浅草寺。

可惜赛道在雷门前就折返了，我们只能遥想浅草寺那极具江户时代的韵味。

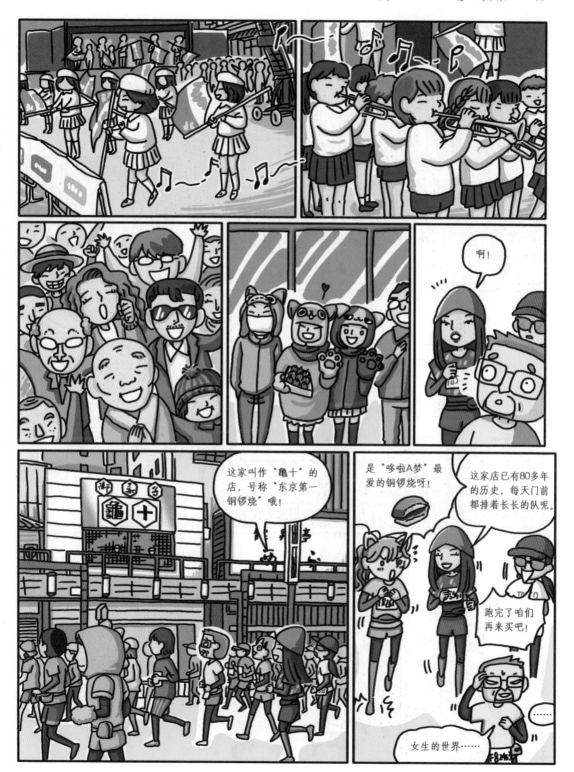

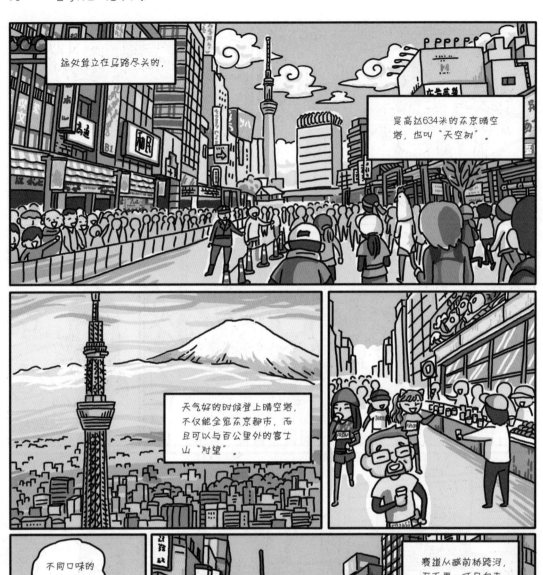

远处耸立在马路尽头的，

是高达634米的东京晴空塔，也叫"天空树"。

天气好的时候登上晴空塔，不仅能全览东京都市，而且可以与百公里外的富士山"对望"。

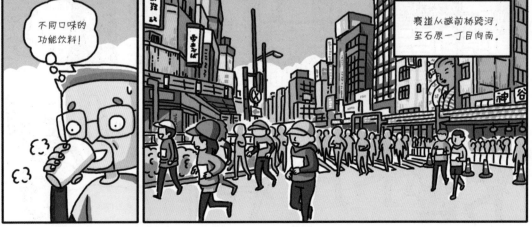

不同口味的功能饮料！

赛道从藏前桥跨河，至石原一丁目向南。

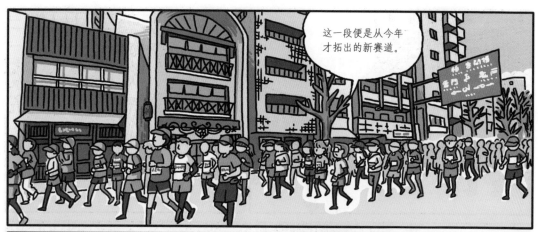

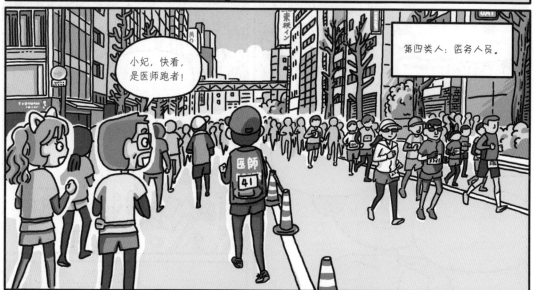

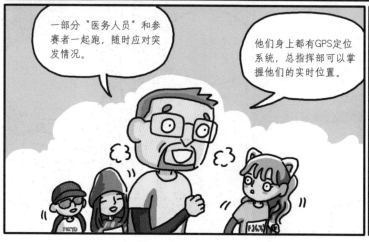

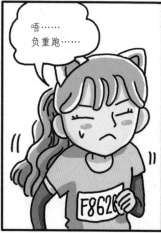

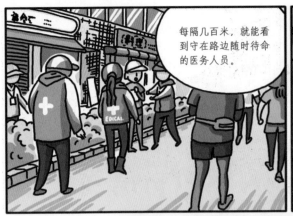

每隔几百米，就能看到守在路边随时待命的医务人员。

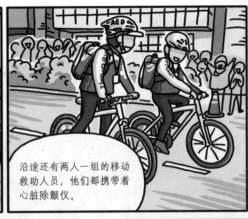

沿途还有两人一组的移动救助人员，他们都携带着心脏除颤仪。

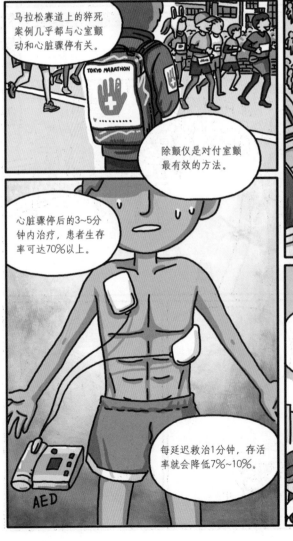

马拉松赛道上的猝死案例几乎都与心室颤动和心脏骤停有关。

除颤仪是对付室颤最有效的方法。

心脏骤停后的3~5分钟内治疗，患者生存率可达70%以上。

每延迟救治1分钟，存活率就会降低7%~10%。

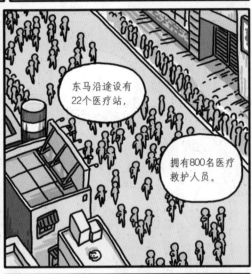

东马沿途设有22个医疗站，

拥有800名医疗救护人员。

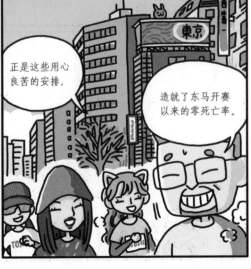

正是这些用心良苦的安排，

造就了东马开赛以来的零死亡率。

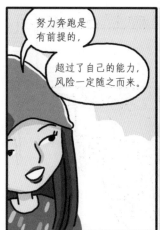

努力奔跑是有前提的，

超过了自己的能力，风险一定随之而来。

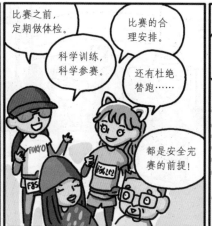

比赛之前，定期做体检。

科学训练，科学参赛。

比赛的合理安排。

还有杜绝替跑……

都是安全完赛的前提！

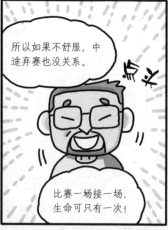

所以如果不舒服，中途弃赛也没关系。

比赛一场接一场，生命可只有一次！

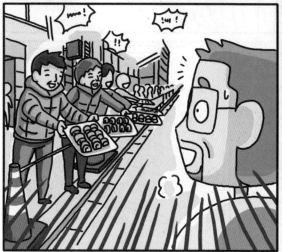

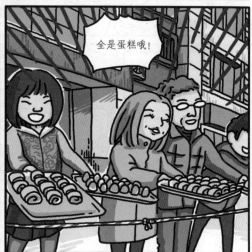

全是蛋糕哦！

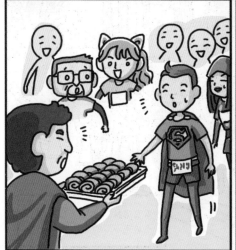

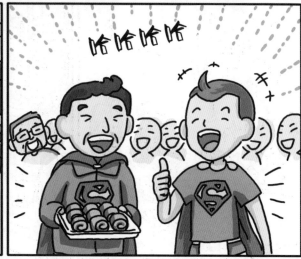

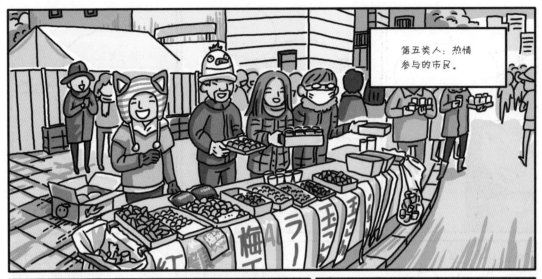

第五类人：热情参与的市民。

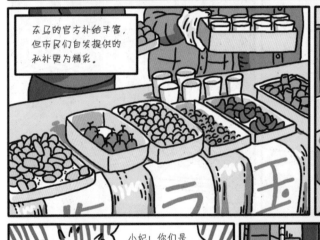

东马的官方补给丰富，但市民们自发提供的私补更为精彩。

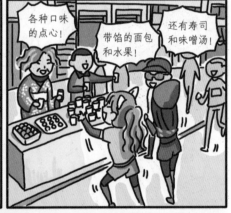

各种口味的点心！

带馅的面包和水果！

还有寿司和味噌汤！

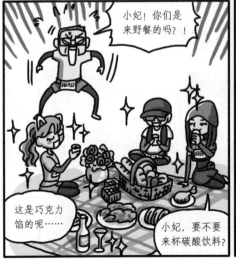

小妃！你们是来野餐的吗？！

这是巧克力馅的呢……

小妃，要不要来杯碳酸饮料？

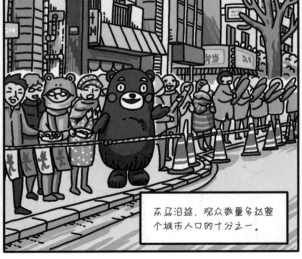

东马沿途，观众数量多达整个城市人口的十分之一。

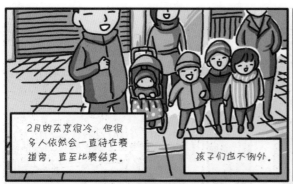

2月的东京很冷，但很多人依然会一直待在赛道旁，直至比赛结束。

孩子们也不例外。

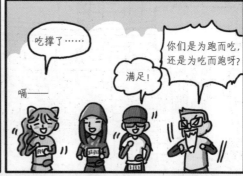

吃撑了……

嗝——

满足！

你们是为跑而吃，还是为吃而跑呀？

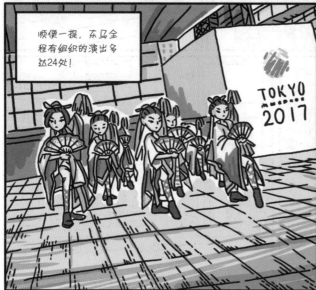

顺便一提，东马全程有组织的演出多达24处！

TOKYO 2017

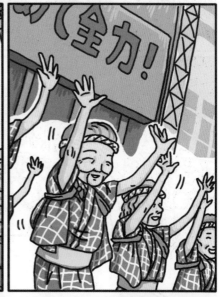

全力！

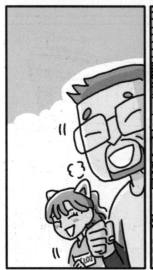

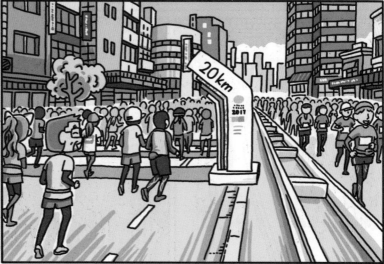

20km

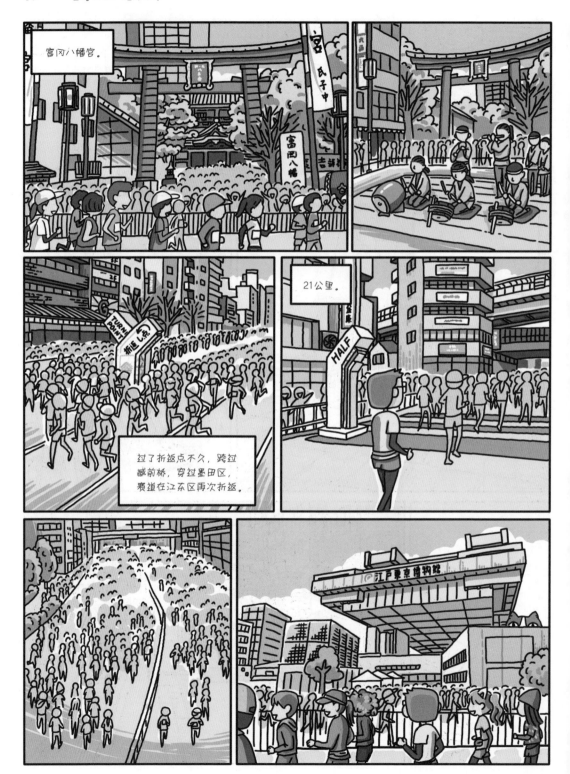

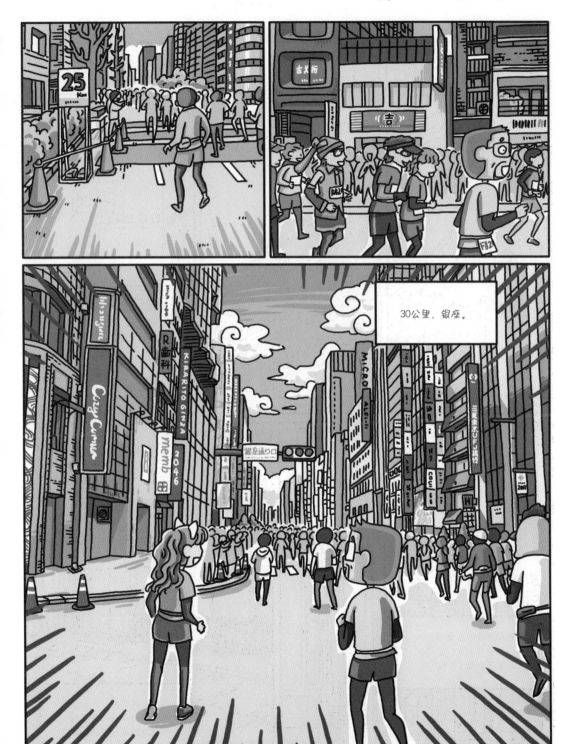

30公里，银座。

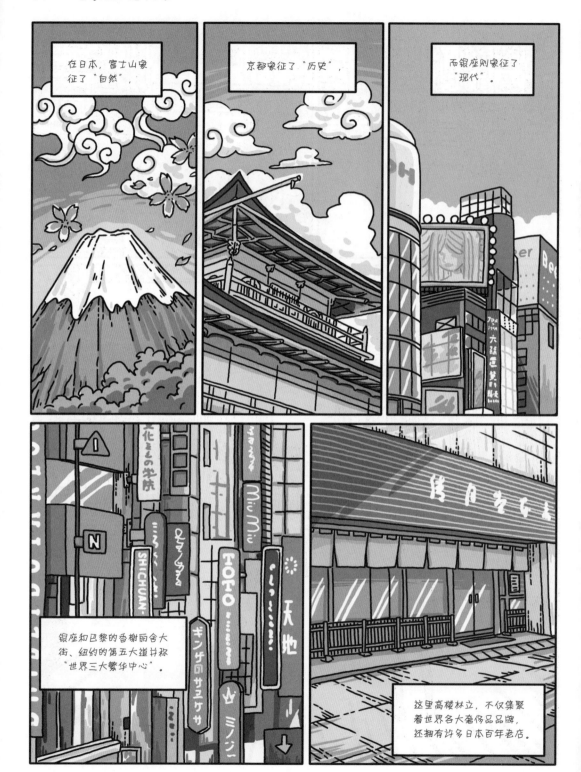

在日本，富士山象征了"自然"，

京都象征了"历史"，

而银座则象征了"现代"。

银座和巴黎的香榭丽舍大街、纽约的第五大道并称"世界三大繁华中心"。

这里高楼林立，不仅集聚着世界各大奢侈品品牌，还拥有许多日本百年老店。

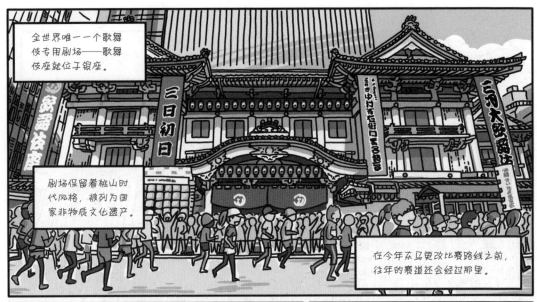

全世界唯一一个歌舞伎专用剧场——歌舞伎座就位于银座。

剧场保留着桃山时代风格，被列为国家非物质文化遗产。

在今年东马更改比赛路线之前，往年的赛道还会经过那里。

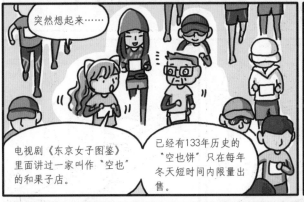

突然想起来……

电视剧《东京女子图鉴》里面讲过一家叫作"空也"的和果子店。

已经有133年历史的"空也饼"只在每年冬天短时间内限量出售。

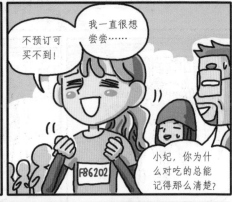

不预订可买不到！

我一直很想尝尝……

小妃，你为什么对吃的总能记得那么清楚？

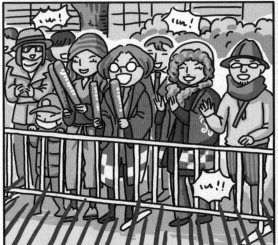

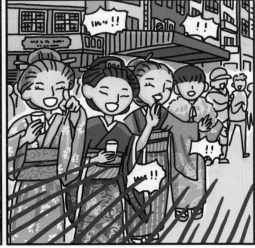

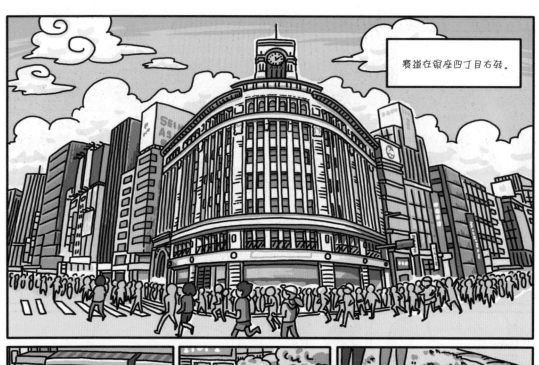

赛道在银座四丁目右转。

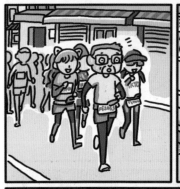

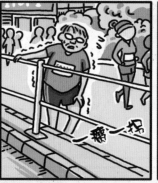

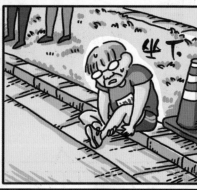

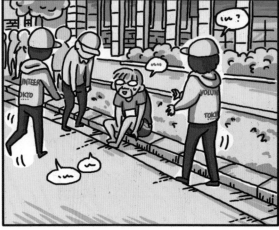

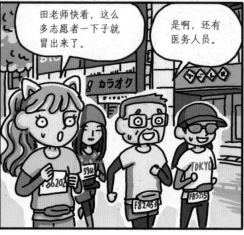

田老师快看，这么多志愿者一下子就冒出来了。

是啊，还有医务人员。

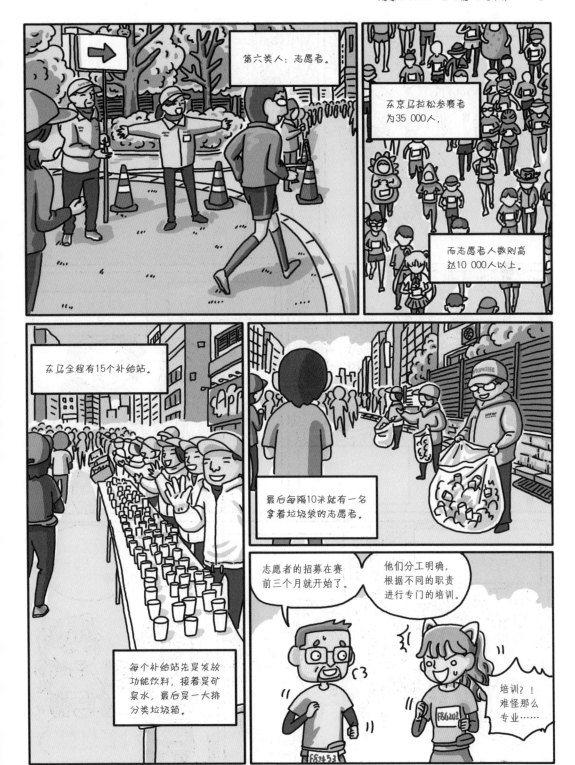

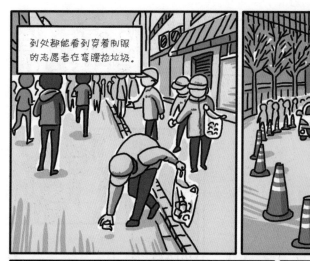

到处都能看到穿着制服的志愿者在弯腰捡垃圾。

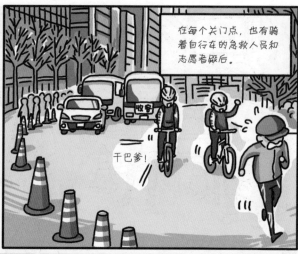

在每个关门点，也有骑着自行车的急救人员和志愿者殿后。

干巴爹！

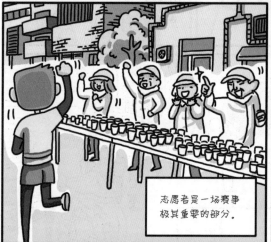

志愿者是一场赛事极其重要的部分。

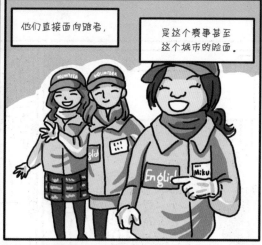

他们直接面向跑者，

是这个赛事甚至这个城市的脸面。

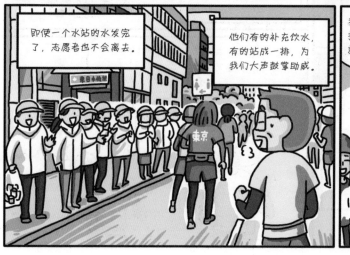

即使一个水站的水发完了，志愿者也不会离去。

他们有的补充饮水，有的站成一排，为我们大声鼓掌助威。

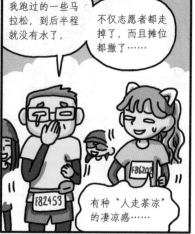

我跑过的一些马拉松，到后半程就没有水了，

不仅志愿者都走掉了，而且摊位都撤了……

有种"人走茶凉"的凄凉感……

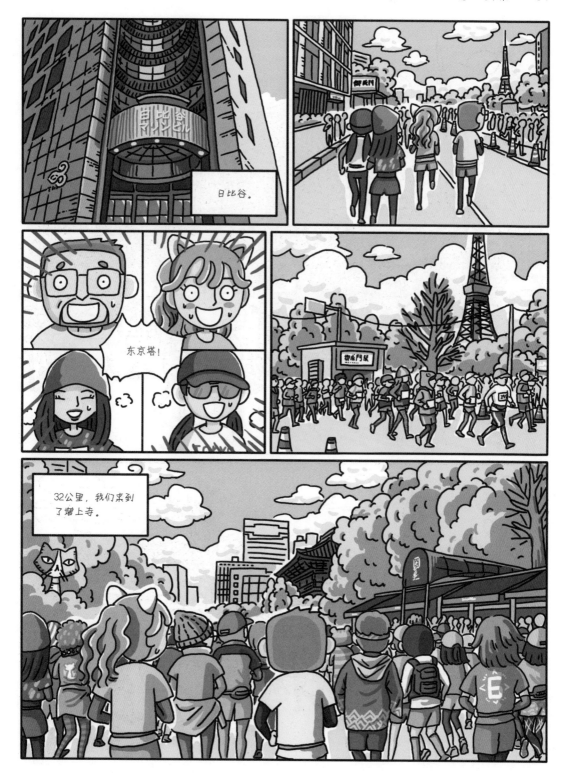

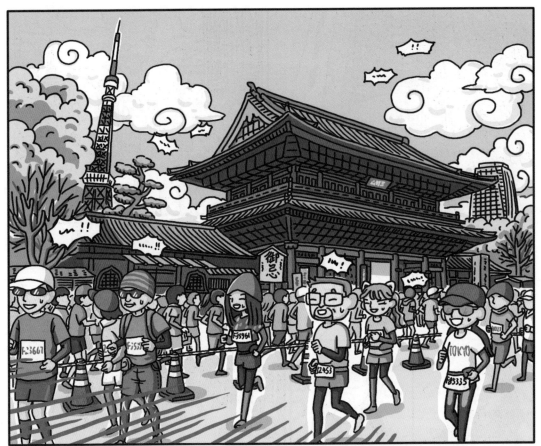

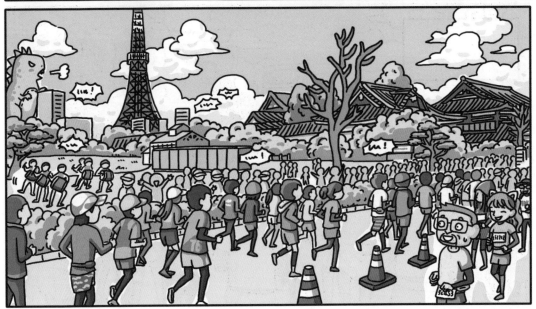

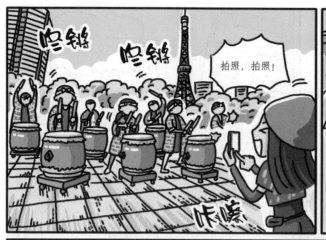

咚锵

咚锵

咔嚓

拍照，拍照！

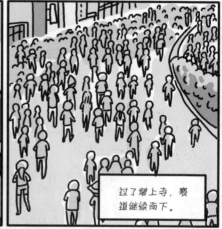

过了增上寺，赛道继续南下。

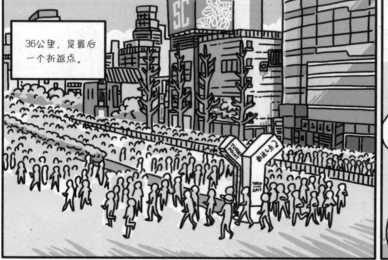

36公里，是最后一个折返点。

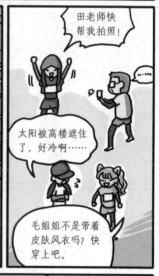

田老师快帮我拍照！

太阳被高楼遮住了，好冷啊……

毛姐姐不是带着皮肤风衣吗？快穿上吧。

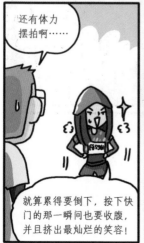

还有体力摆拍啊……

就算累得要倒下，按下快门的那一瞬间也要收腹，并且挤出最灿烂的笑容！

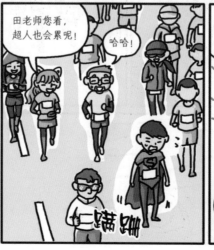

田老师您看，超人也会累呢！

哈哈！

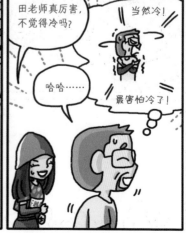

田老师真厉害，不觉得冷吗？

当然冷！

哈哈……

最害怕冷了！

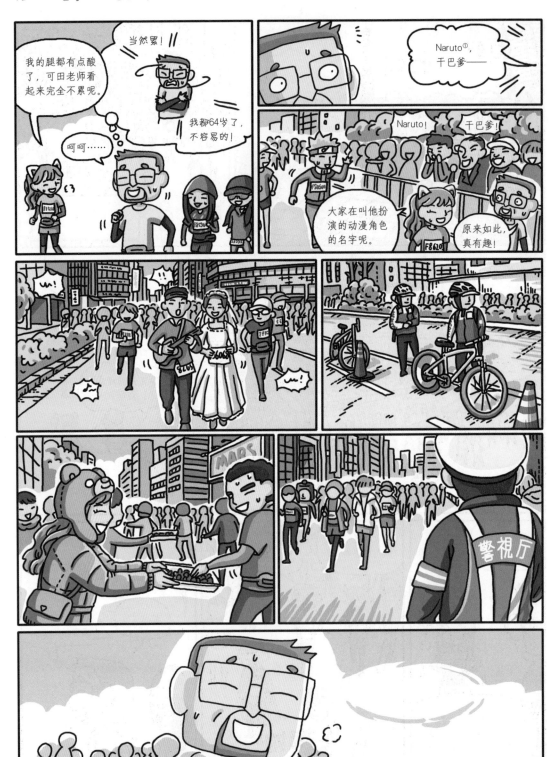

① Naruto：日本动漫《火影忍者》里主人公名字的日文发音。

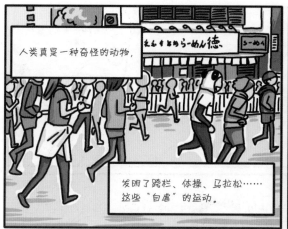

人类真是一种奇怪的动物，

发明了跨栏、体操、马拉松……这些"自虐"的运动。

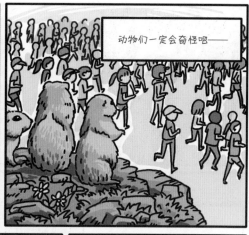

动物们一定会奇怪吧——

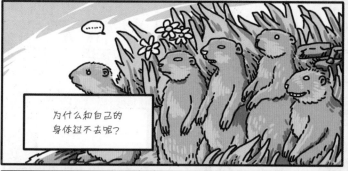

……

为什么和自己的身体过不去呢？

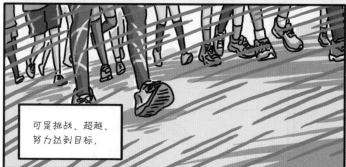

可是挑战、超越、努力达到目标，

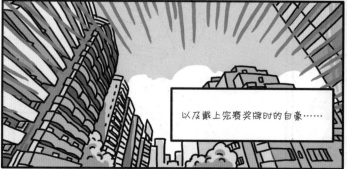

以及戴上完赛奖牌时的自豪……

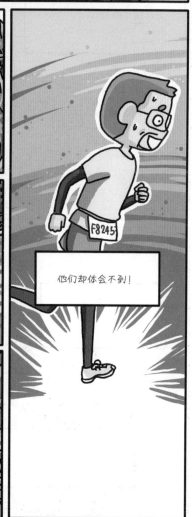

他们却体会不到！

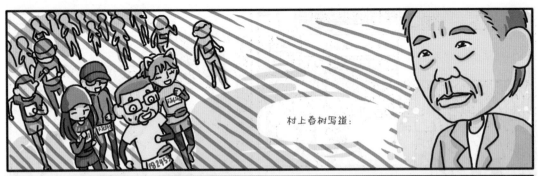

村上春树写道：

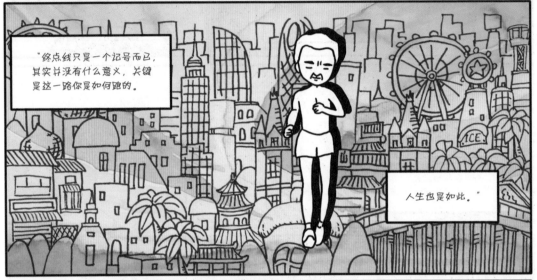

"终点线只是一个记号而已，其实并没有什么意义，关键是这一路你是如何跑的。

人生也是如此。"

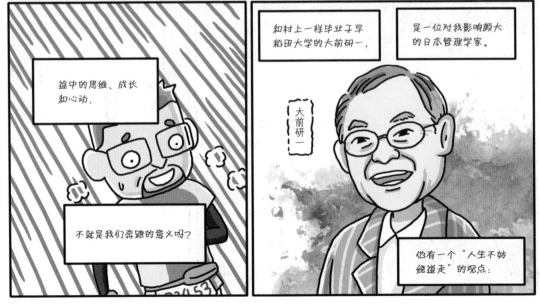

途中的思维、成长和心动，

不就是我们奔跑的意义吗？

和村上一样毕业于早稻田大学的大前研一，

是一位对我影响颇大的日本管理学家。

大前研一

他有一个"人生不妨绕道走"的观点：

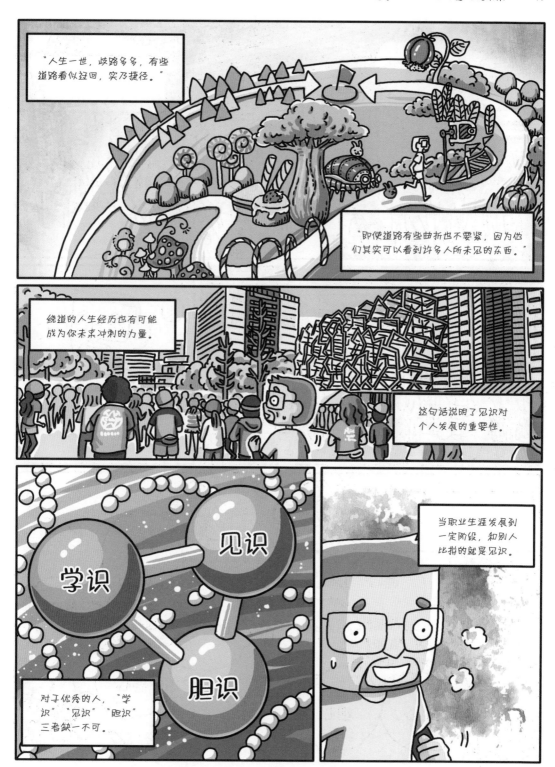

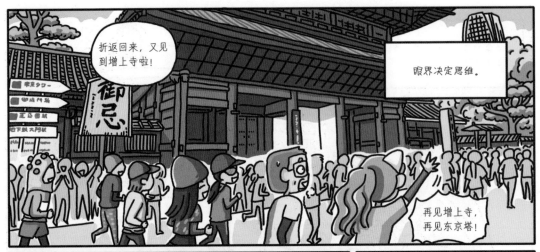

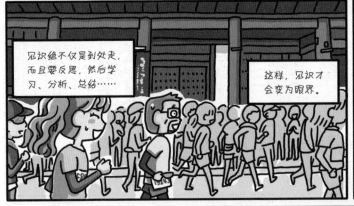

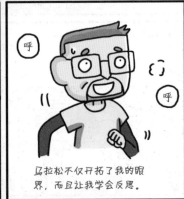

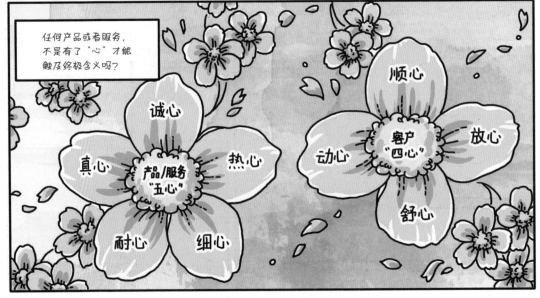

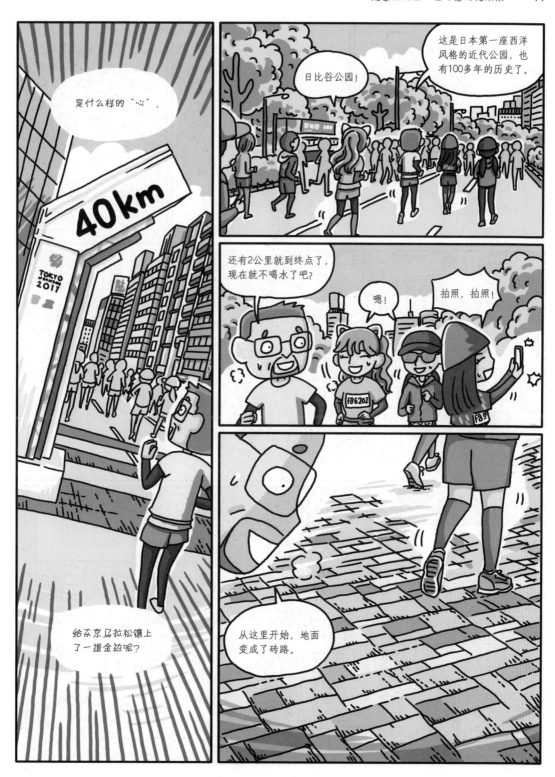

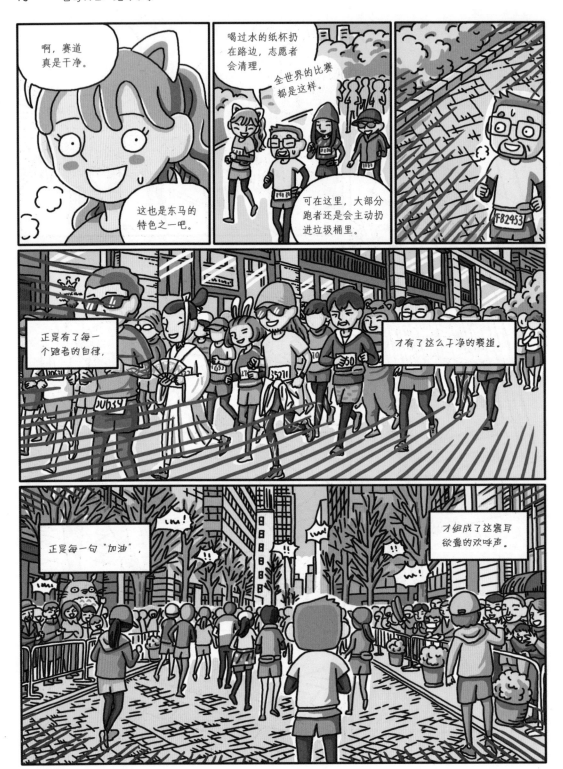

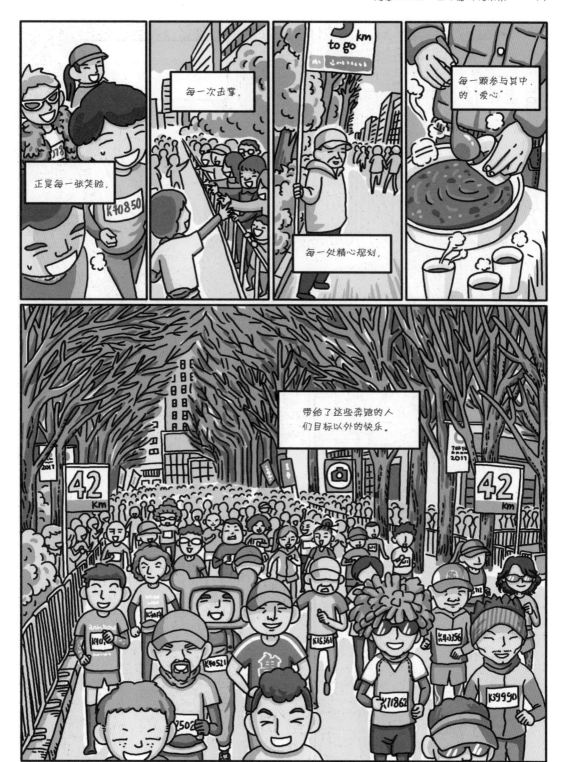

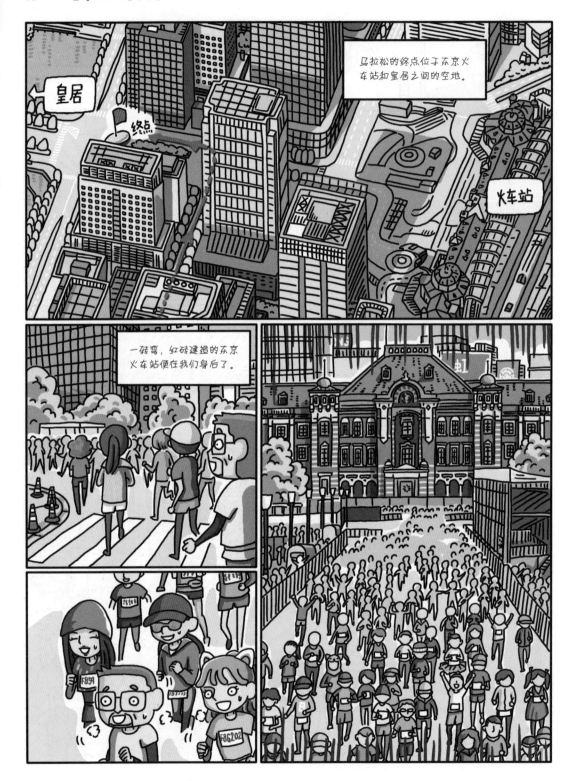

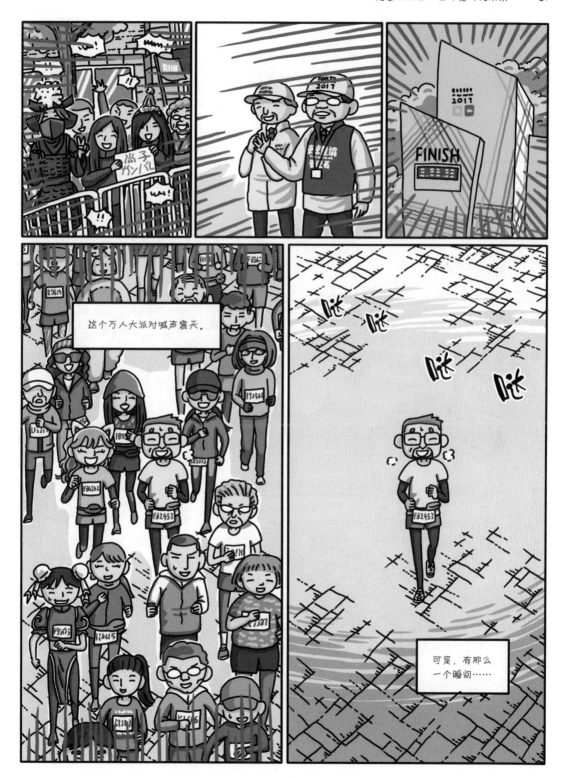

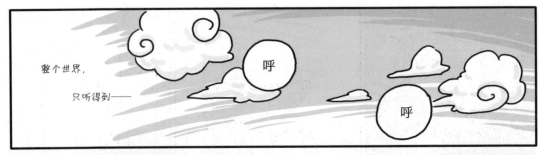

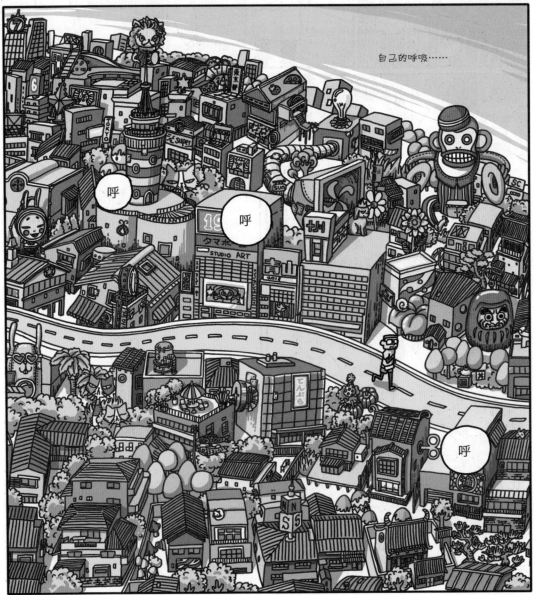

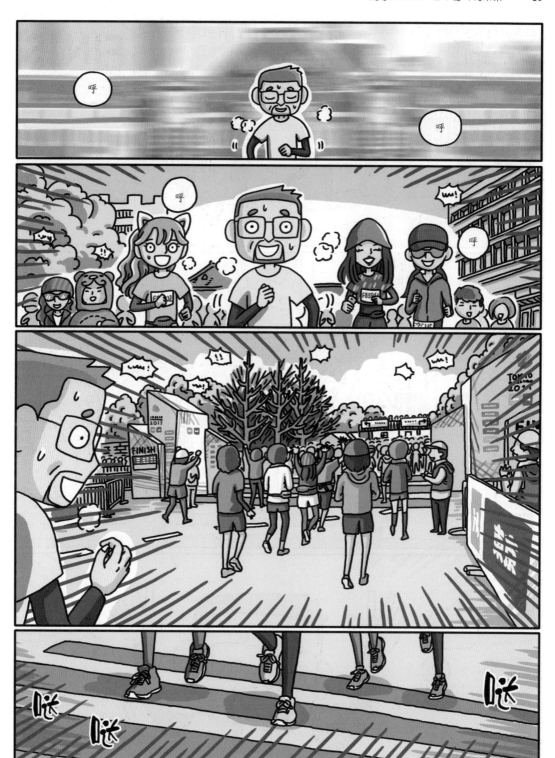

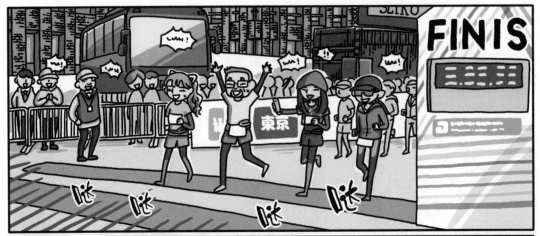

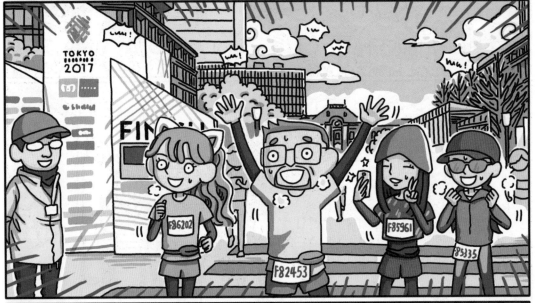

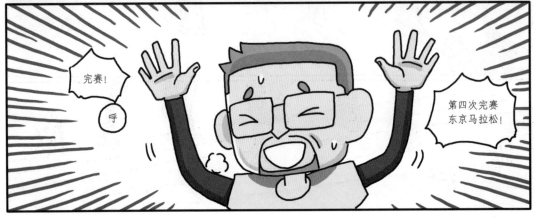

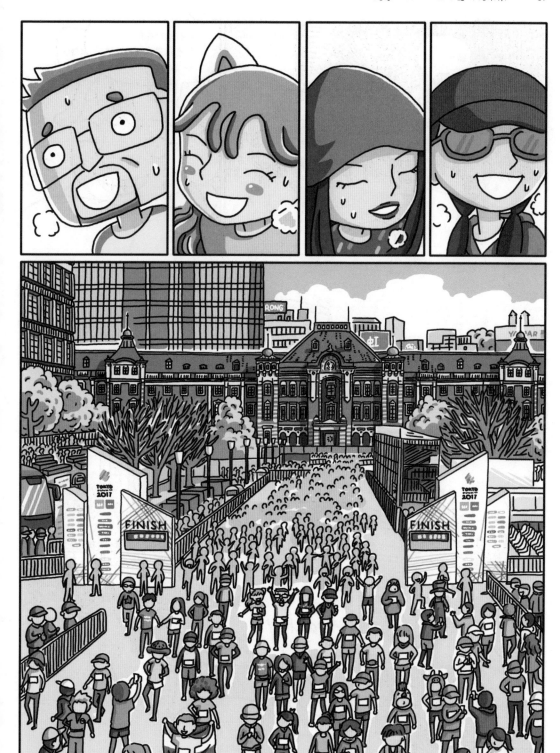

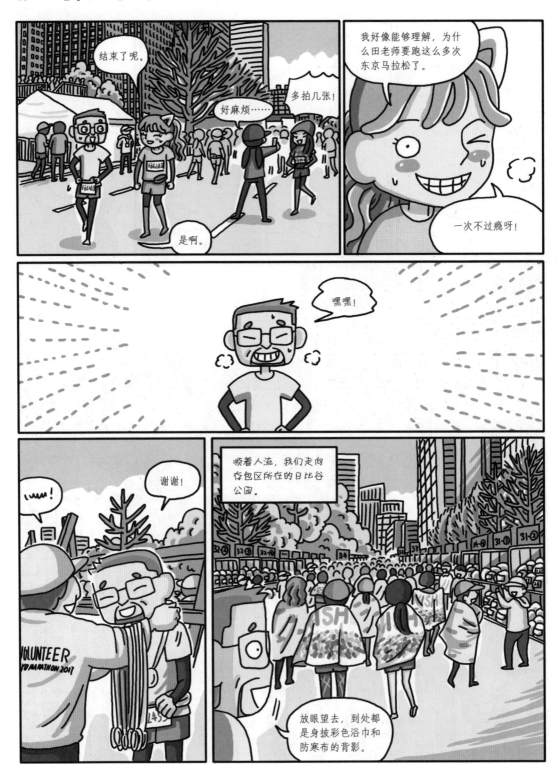

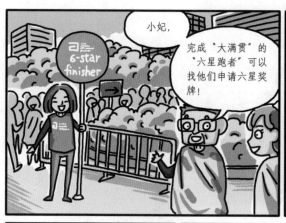

小妃，

完成"大满贯"的"六星跑者"可以找他们申请六星奖牌！

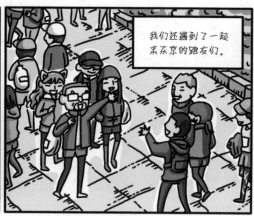

我们还遇到了一起来东京的跑友们。

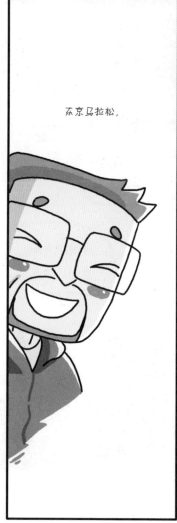

东京马拉松，

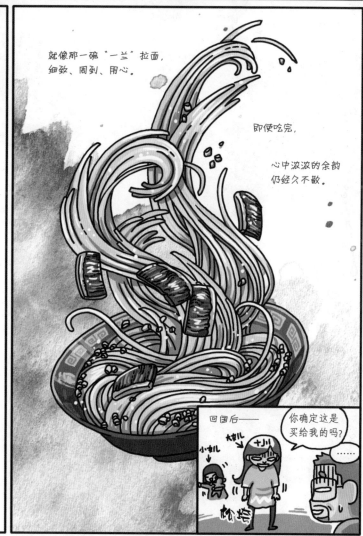

就像那一碗"一兰"拉面，细致、周到、用心。

即使吃完，

心中浓浓的余韵仍经久不散。

回国后——

你确定这是买给我的吗？

……

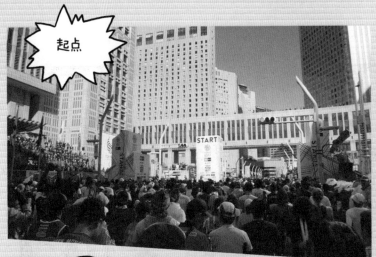

起点

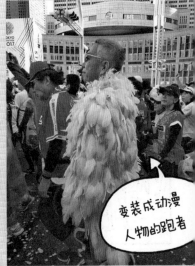

变装成动漫
人物的跑者

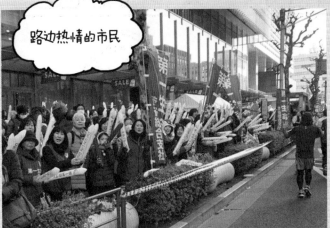

路边热情的市民

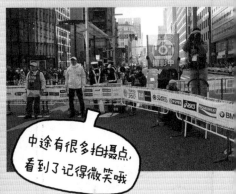

中途有很多拍摄点，
看到了记得微笑哦

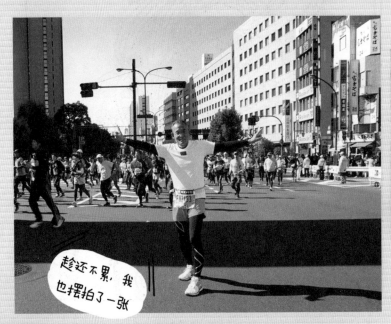

趁还不累，我
也摆拍了一张

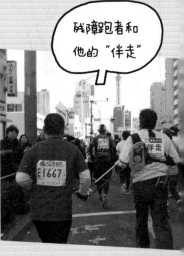

残障跑者和
他的"伴走"

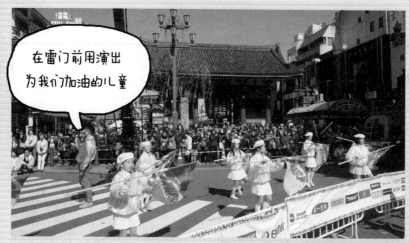

在雷门前用演出为我们加油的儿童

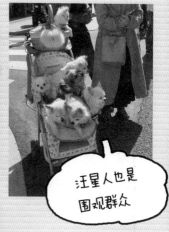

汪星人也是围观群众

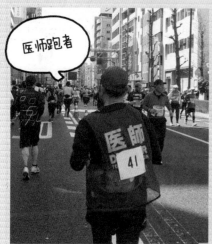

医师跑者

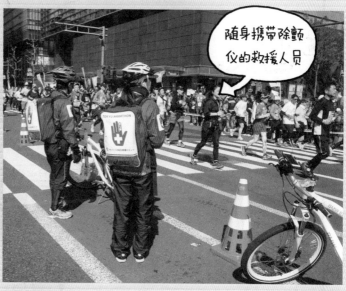

随身携带除颤仪的救援人员

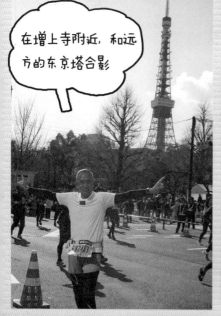

在增上寺附近，和远方的东京塔合影

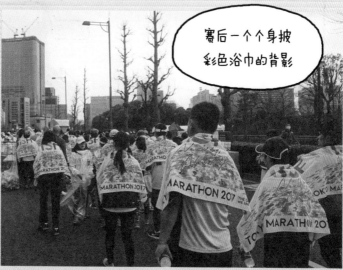

赛后一个个身披彩色浴巾的背影

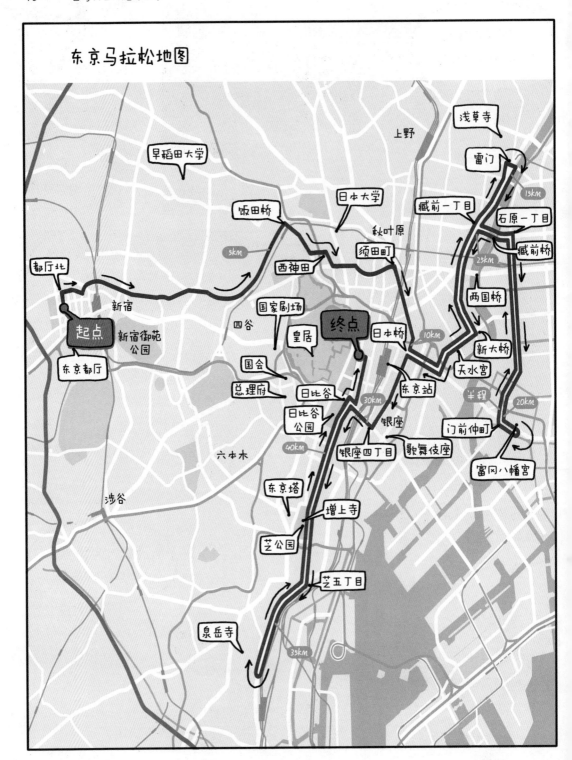

东京马拉松地图

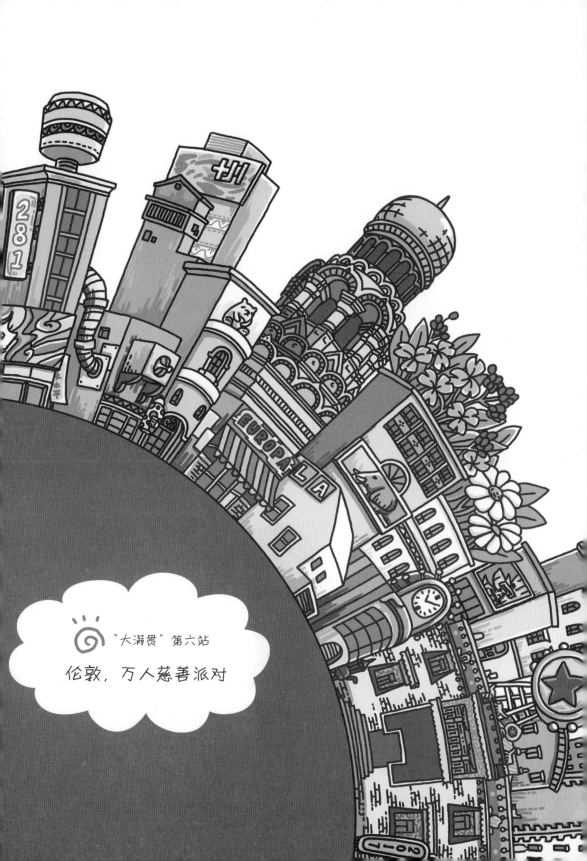

"大满贯" 第六站

伦敦，万人慈善派对

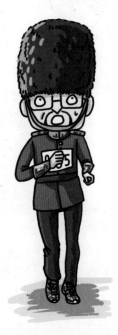

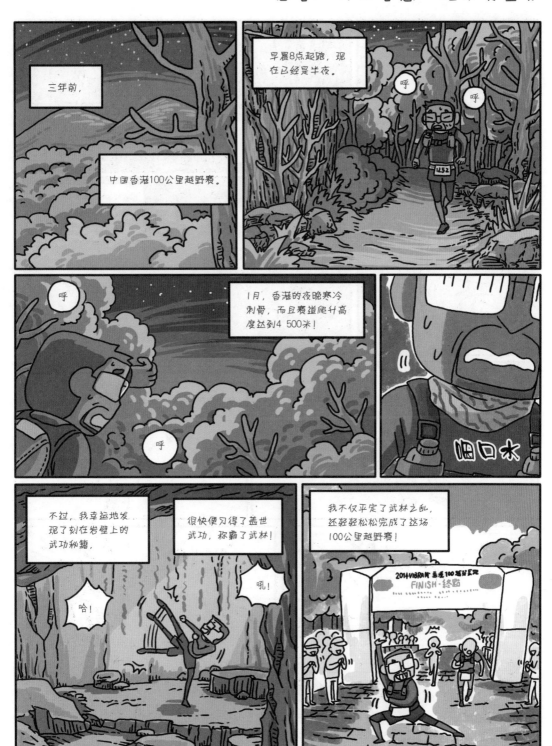

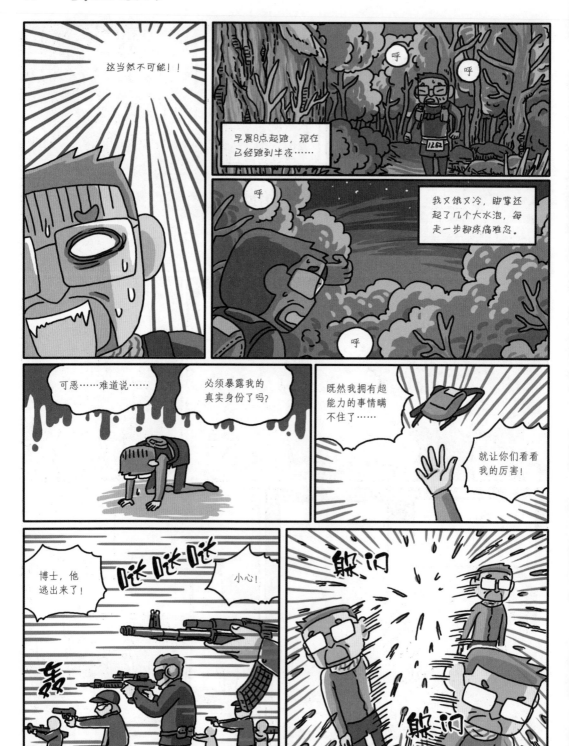

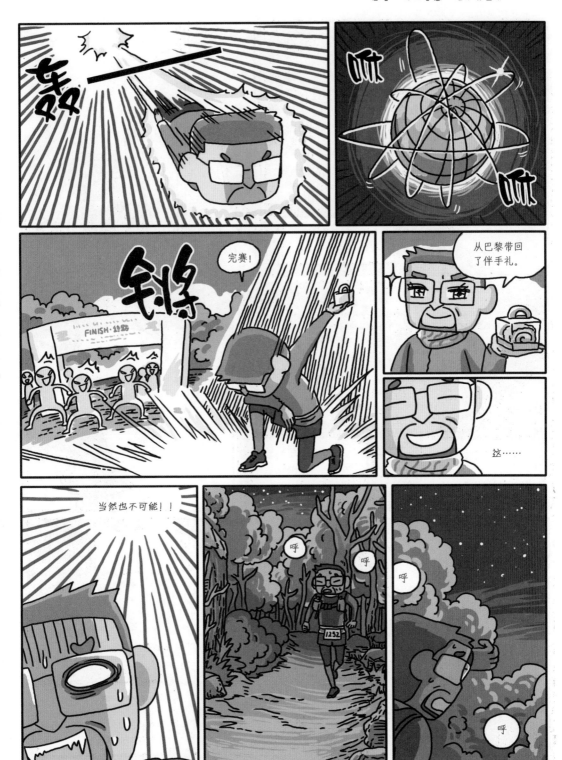

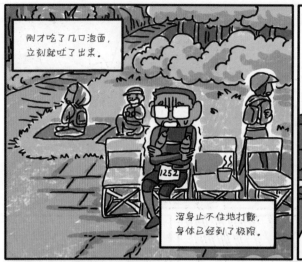

刚才吃了几口泡面，立刻就吐了出来。

浑身止不住地打颤，身体已经到了极限。

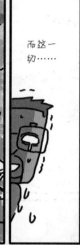

而这一切……

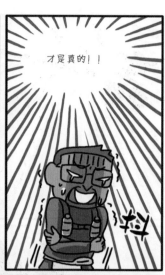

才是真的！！

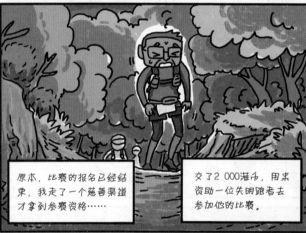

原本，比赛的报名已经结束，我走了一个慈善渠道才拿到参赛资格……

交了2 000港币，用来资助一位失明跑者去参加他的比赛。

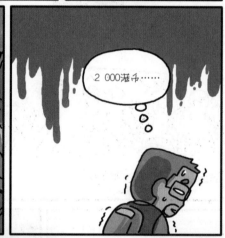

2 000港币……

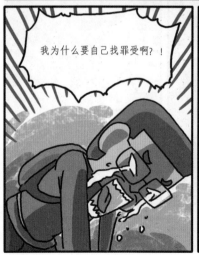

我为什么要自己找罪受啊？！

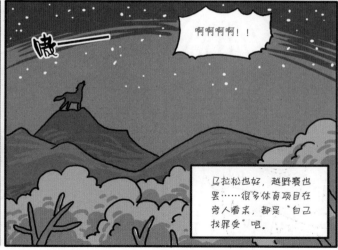

啊啊啊啊！！

马拉松也好，越野赛也罢……很多体育项目在旁人看来，都是"自己找罪受"吧。

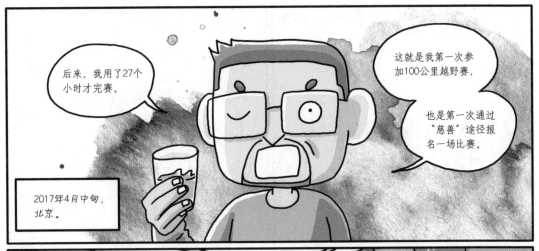

后来，我用了27个小时才完赛。

这就是我第一次参加100公里越野赛，

也是第一次通过"慈善"途径报名一场比赛。

2017年4月中旬，北京。

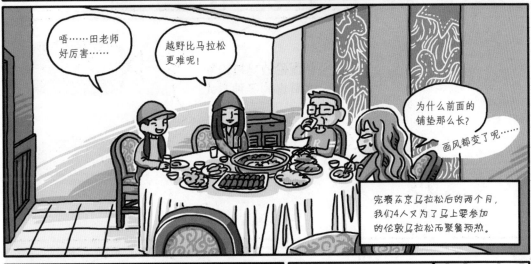

唔……田老师好厉害……

越野比马拉松更难呢！

为什么前面的铺垫那么长？

画风都变了呢……

完赛东京马拉松后的两个月，我们4人又为了马上要参加的伦敦马拉松而聚餐预热。

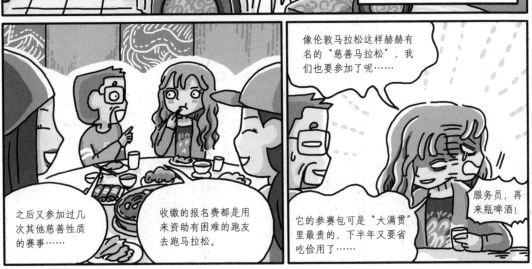

像伦敦马拉松这样赫赫有名的"慈善马拉松"，我们也要参加了呢……

之后又参加过几次其他慈善性质的赛事……

收缴的报名费都是用来资助有困难的跑友去跑马拉松。

它的参赛包可是"大满贯"里最贵的，下半年又要省吃俭用了……

服务员，再来瓶啤酒！

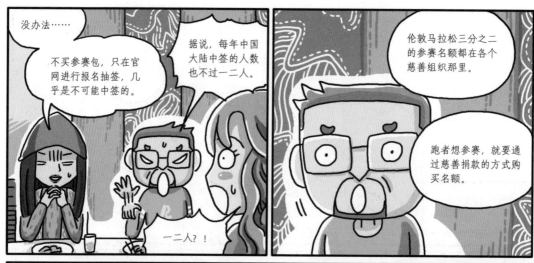

没办法……

不买参赛包，只在官网进行报名抽签，几乎是不可能中签的。

据说，每年中国大陆中签的人数也不过一二人。

一二人？！

伦敦马拉松三分之二的参赛名额都在各个慈善组织那里。

跑者想参赛，就要通过慈善捐款的方式购买名额。

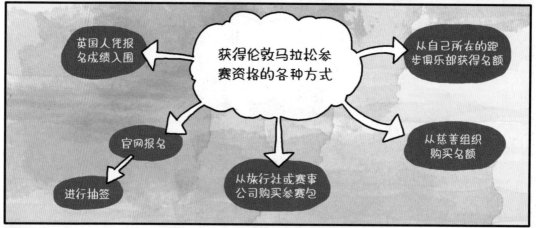

英国人凭报名成绩入围

获得伦敦马拉松参赛资格的各种方式

从自己所在的跑步俱乐部获得名额

官网报名

进行抽签

从旅行社或赛事公司购买参赛包

从慈善组织购买名额

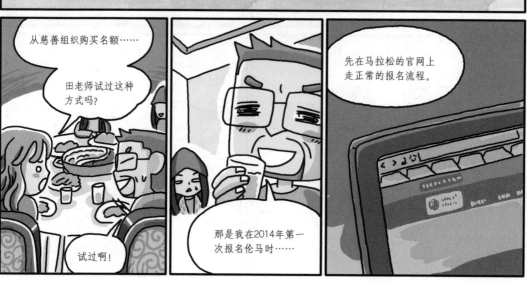

从慈善组织购买名额……

田老师试过这种方式吗？

试过啊！

那是我在2014年第一次报名伦马时……

先在马拉松的官网上走正常的报名流程。

接下来选择要捐助的慈善机构。

我选择了捐助"英国癌症儿童"慈善机构。

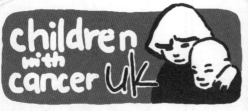

一则，我的父亲和岳父都是死于癌症，我了解癌症的可怕。

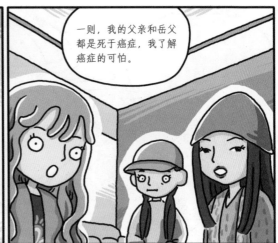

二则，我还有个年幼的小女儿，深知一个孩子的健康成长对家庭来说是多么重要。

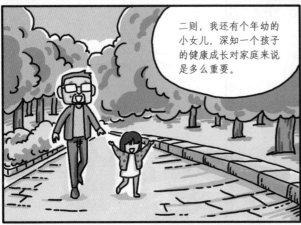

只需要给这个慈善组织交钱就可以了吗？

太天真了！

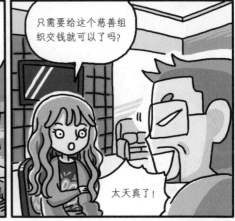

你要在社交媒体上号召别人捐款，靠大家累积捐款来达到指定额度。

这样做才能最大程度地传播慈善事业。

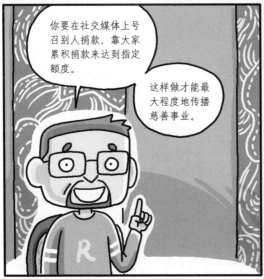

我的努力打动了他们，获得了比赛资格。

当然，筹款最终会捐给我所指定的"英国癌症儿童"慈善机构。

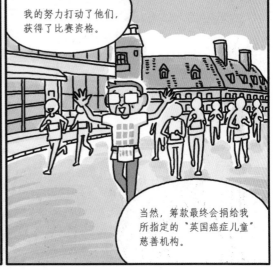

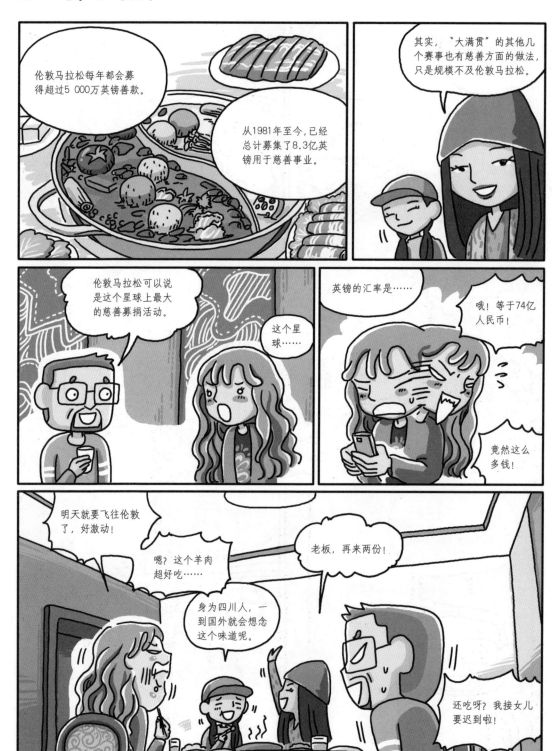

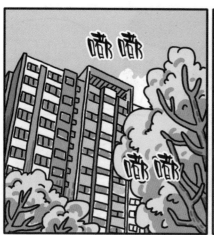
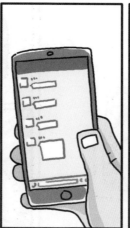
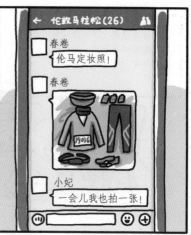
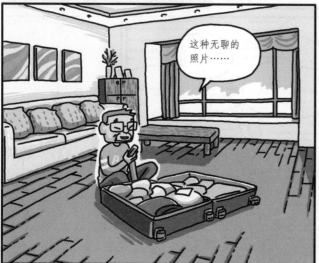
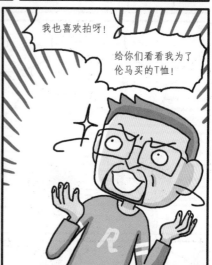
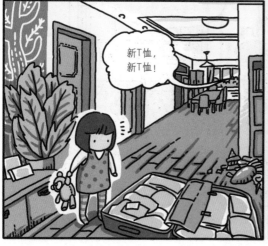
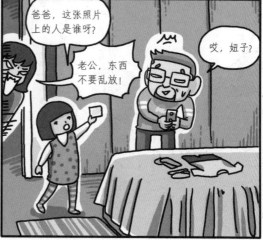

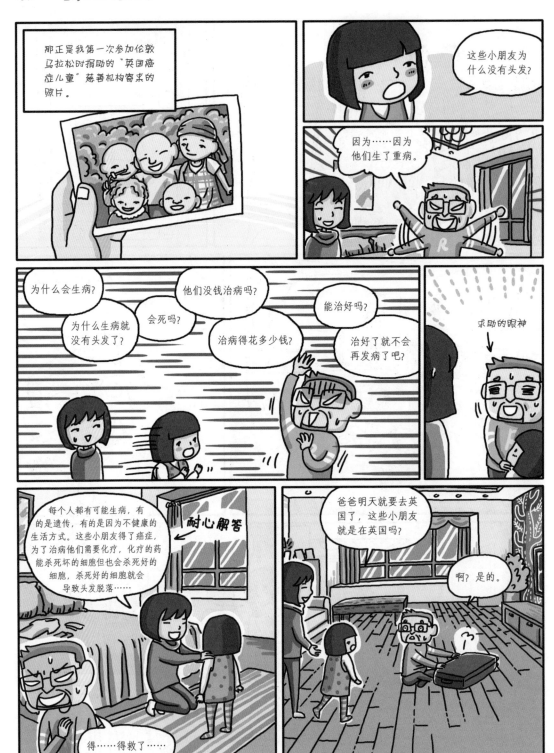

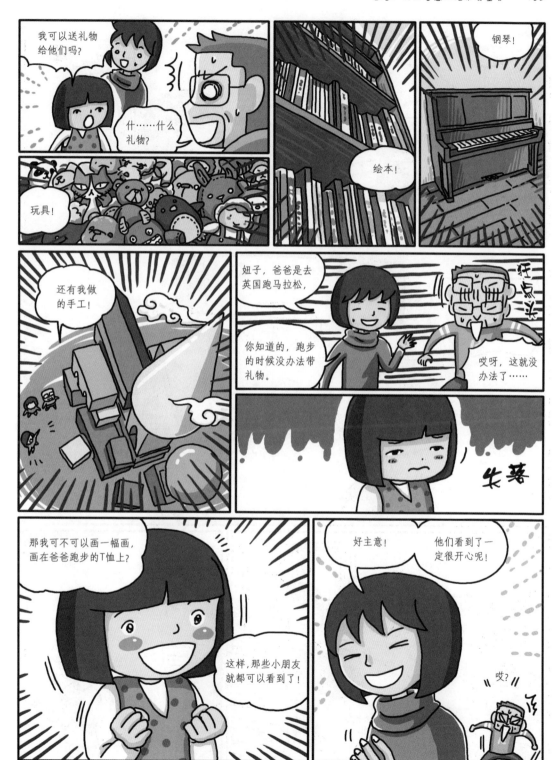

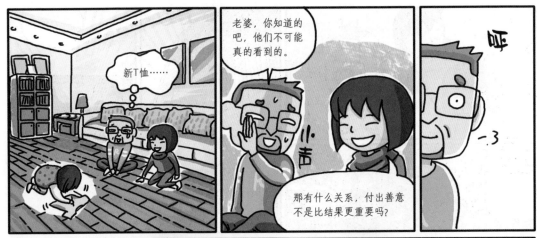

新T恤……

老婆，你知道的吧，他们不可能真的看到的。

那有什么关系，付出善意不是比结果更重要吗？

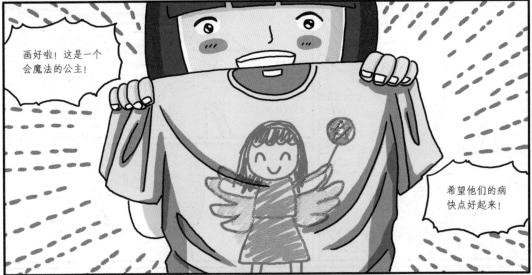

画好啦！这是一个会魔法的公主！

希望他们的病快点好起来！

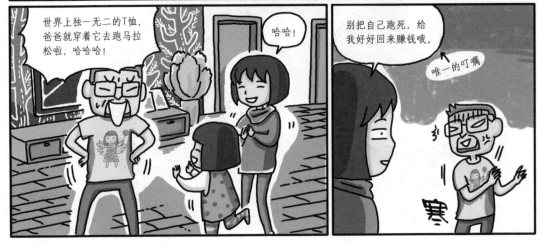

世界上独一无二的T恤，爸爸就穿着它去跑马拉松啦，哈哈哈！

哈哈！

别把自己跑死，给我好好回来赚钱哦。

唯一的叮嘱

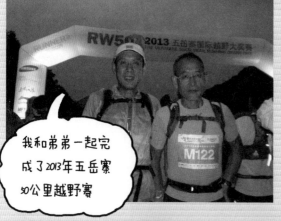

我和弟弟一起完成了2013年五岳寨50公里越野赛

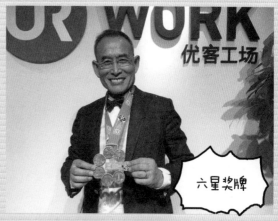

六星奖牌

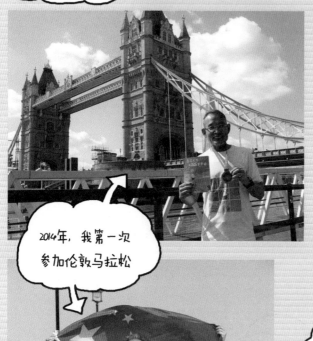

2014年，我第一次参加伦敦马拉松

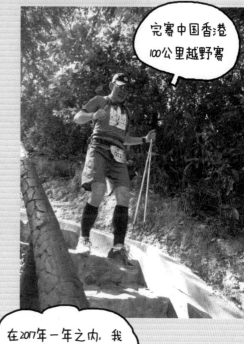

完赛中国香港100公里越野赛

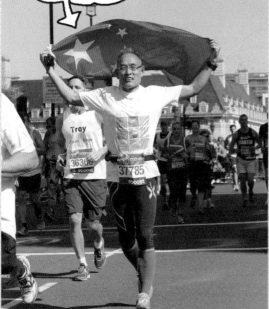

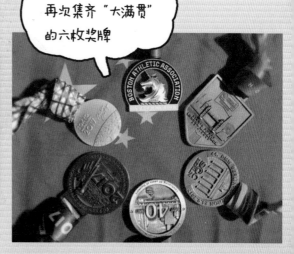

在2017年一年之内，我再次集齐"大满贯"的六枚奖牌

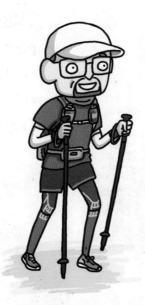

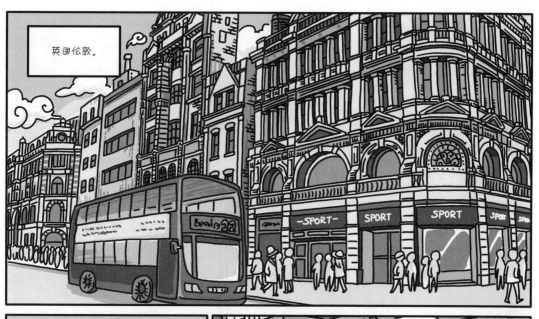

英国伦敦。

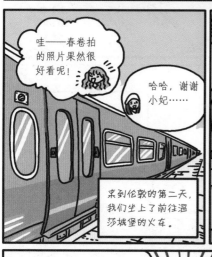

哇——春卷拍的照片果然很好看呢！

哈哈，谢谢小妃……

来到伦敦的第二天，我们坐上了前往温莎城堡的火车。

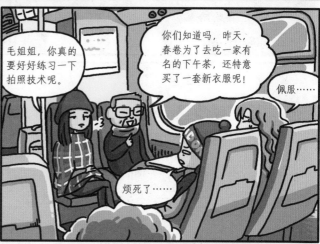

毛姐姐，你真的要好好练习一下拍照技术呢。

你们知道吗，昨天，春卷为了去吃一家有名的下午茶，还特意买了一套新衣服呢！

佩服……

烦死了……

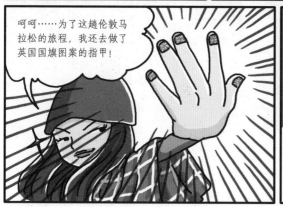

呵呵……为了这趟伦敦马拉松的旅程，我还去做了英国国旗图案的指甲！

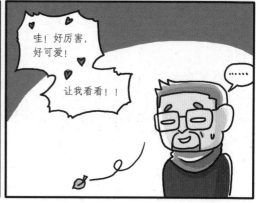

哇！好厉害，好可爱！

让我看看！！

……

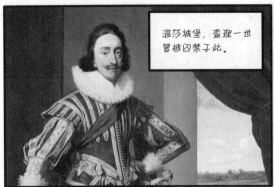

温莎城堡，查理一世曾被囚禁于此。

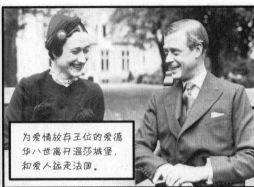

为爱情放弃王位的爱德华八世离开温莎城堡，和爱人远走法国。

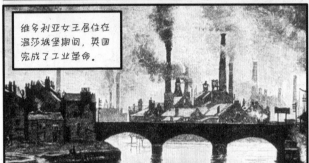

维多利亚女王居住在温莎城堡期间，英国完成了工业革命。

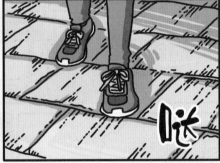

哒

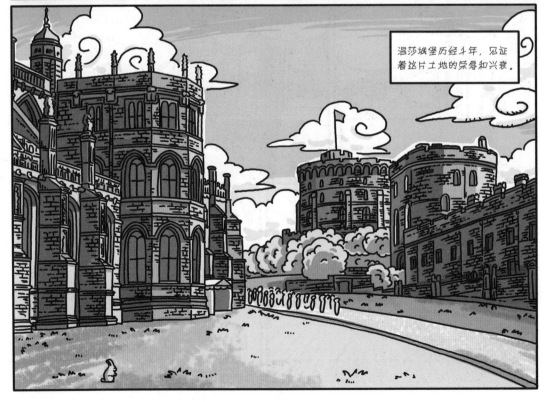

温莎城堡历经千年，见证着这片土地的荣辱和兴衰。

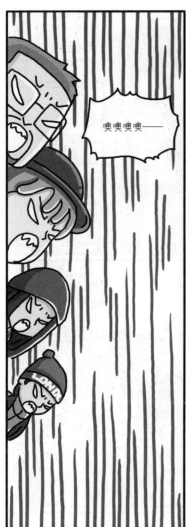

噢噢噢噢——

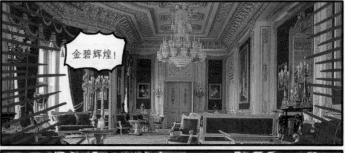

金碧辉煌！

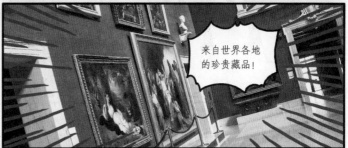

来自世界各地的珍贵藏品！

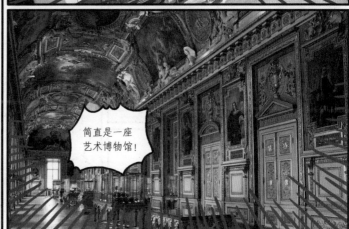

简直是一座艺术博物馆！

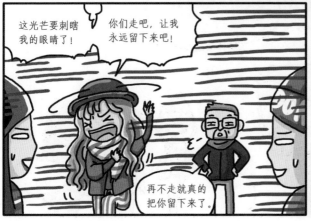

这光芒要刺瞎我的眼睛了！

你们走吧，让我永远留下来吧！

再不走就真的把你留下来了。

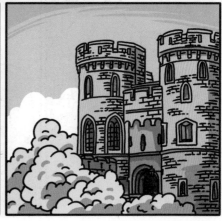

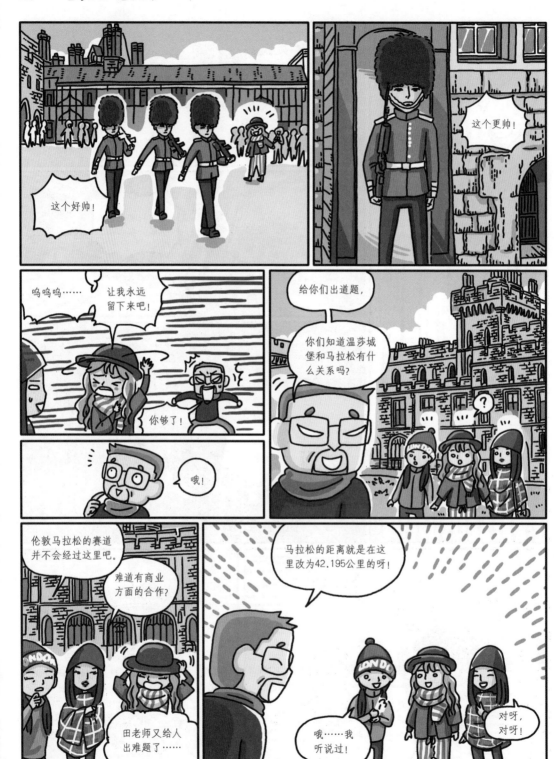

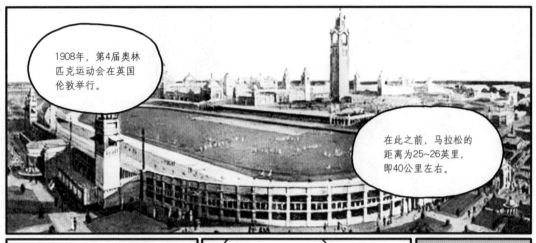

1908年，第4届奥林匹克运动会在英国伦敦举行。

在此之前，马拉松的距离为25~26英里，即40公里左右。

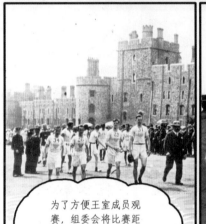

为了方便王室成员观赛，组委会将比赛距离延长为26英里385码，即42.195公里。

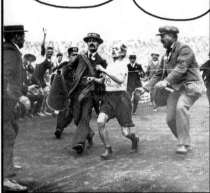

当时，马拉松比赛的终点设在白城体育场皇室包厢前方，

而起点就设在温莎城堡。

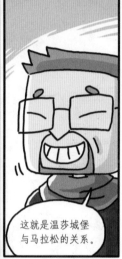

这就是温莎城堡与马拉松的关系。

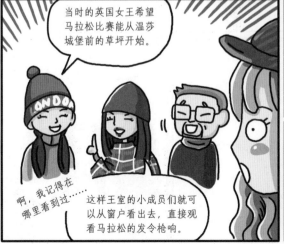

当时的英国女王希望马拉松比赛能从温莎城堡前的草坪开始。

啊，我记得在哪里看到过……

这样王室的小成员们就可以从窗户看出去，直接观看马拉松的发令枪响。

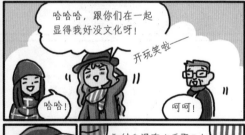

哈哈哈，跟你们在一起显得我好没文化呀！

开玩笑啦——

哈哈！

呵呵！

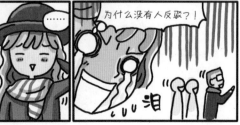

……

为什么没有人反驳？！

泪

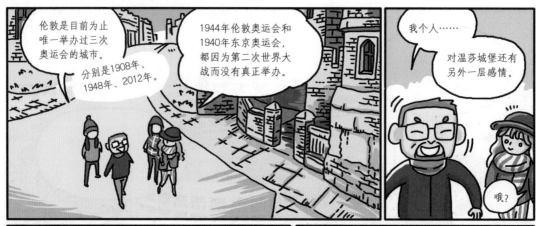

伦敦是目前为止唯一举办过三次奥运会的城市。

分别是1908年、1948年、2012年。

1944年伦敦奥运会和1940年东京奥运会，都因为第二次世界大战而没有真正举办。

我个人……

对温莎城堡还有另外一层感情。

哦？

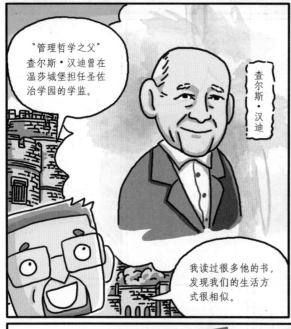

"管理哲学之父"查尔斯·汉迪曾在温莎城堡担任圣佐治学园的学监。

查尔斯·汉迪

我读过很多他的书，发现我们的生活方式很相似。

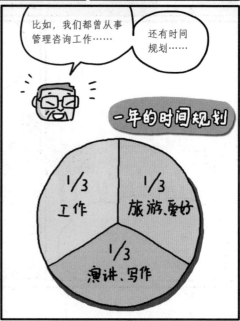

比如，我们都曾从事管理咨询工作……

还有时间规划……

一年的时间规划

1/3 工作

1/3 旅游、爱好

1/3 演讲、写作

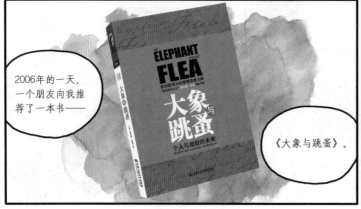

2006年的一天，一个朋友向我推荐了一本书——

《大象与跳蚤》。

THE ELEPHANT AND THE FLEA

大象与跳蚤

个人与组织的未来

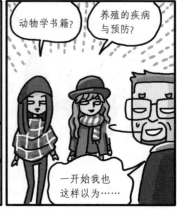

动物学书籍？

养殖的疾病与预防？

一开始我也这样以为……

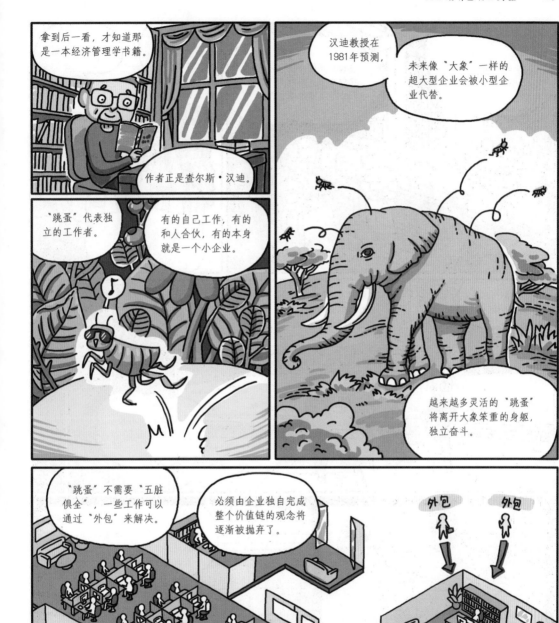

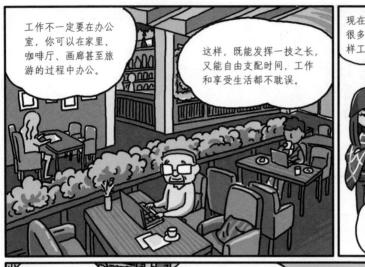

工作不一定要在办公室，你可以在家里、咖啡厅、画廊甚至旅游的过程中办公。

这样，既能发挥一技之长，又能自由支配时间，工作和享受生活都不耽误。

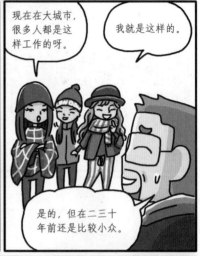

现在在大城市，很多人都是这样工作的呀。

我就是这样的。

是的，但在二三十年前还是比较小众。

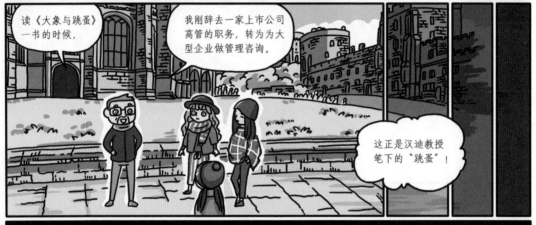

读《大象与跳蚤》一书的时候，

我刚辞去一家上市公司高管的职务，转为为大型企业做管理咨询。

这正是汉迪教授笔下的"跳蚤"！

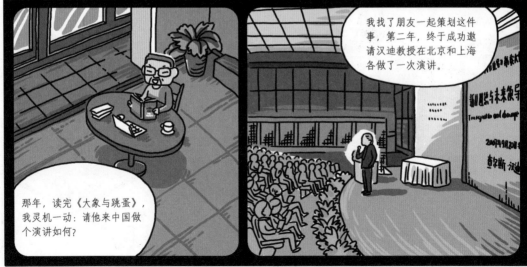

那年，读完《大象与跳蚤》，我灵机一动：请他来中国做个演讲如何？

我找了朋友一起策划这件事，第二年，终于成功邀请汉迪教授在北京和上海各做了一次演讲。

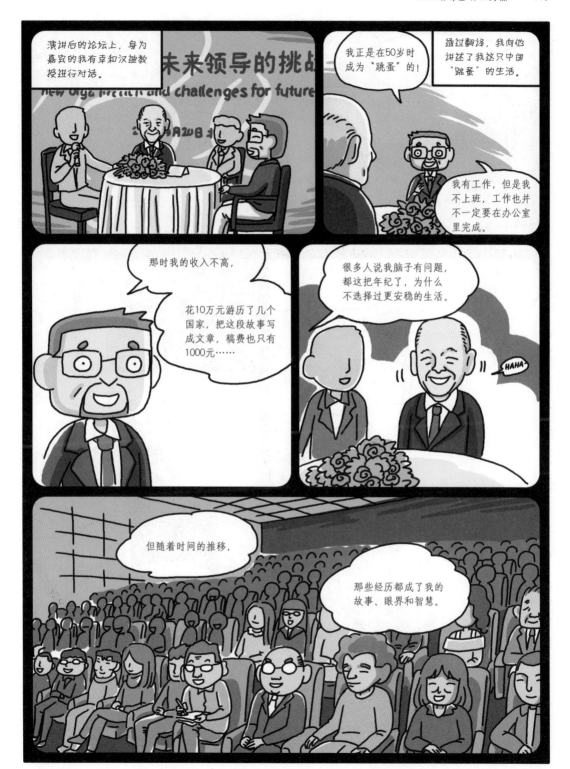

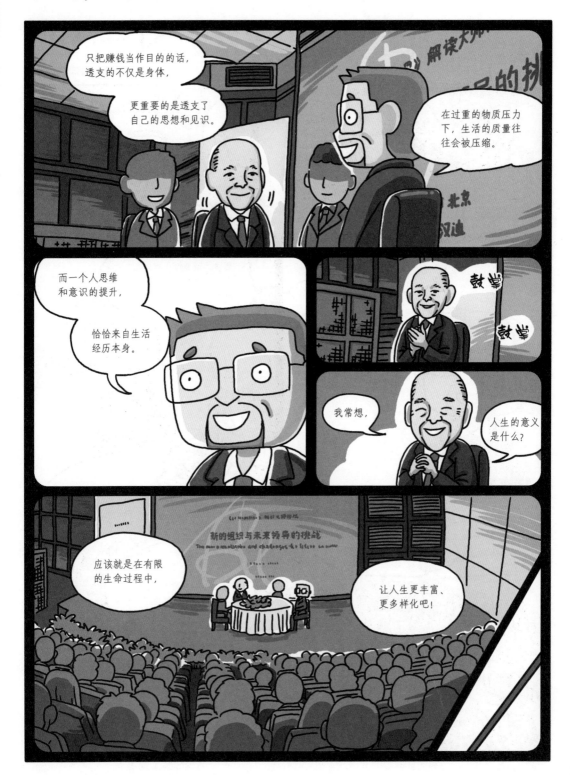

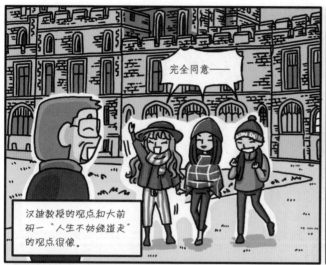

完全同意——

汉迪教授的观点和大前研一"人生不妨绕道走"的观点很像。

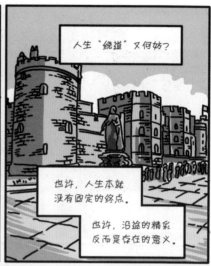

人生"绕道"又何妨？

也许，人生本就没有固定的终点。

也许，沿途的精彩反而是存在的意义。

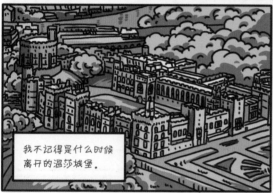

我不记得是什么时候离开的温莎城堡。

但我记得2017年的4月，我和这三个女生游览古堡时，情不自禁地想起了查尔斯·汉迪。

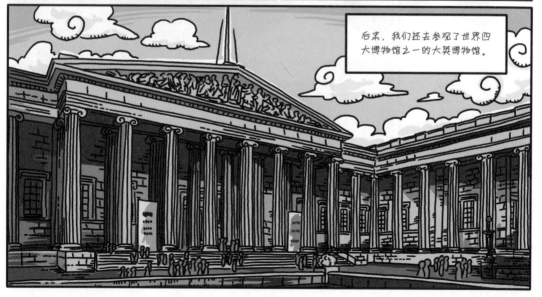

后来，我们还去参观了世界四大博物馆之一的大英博物馆。

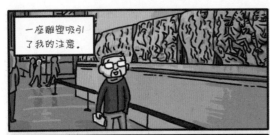

一座雕塑吸引了我的注意。

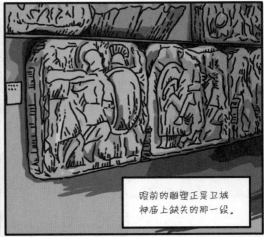

眼前的雕塑正是卫城神庙上缺失的那一段。

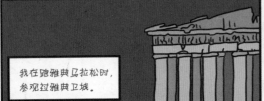

我在跑雅典马拉松时，参观过雅典卫城。

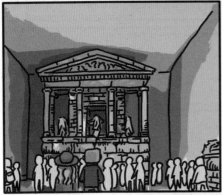

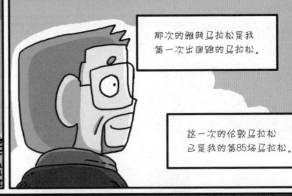

那次的雅典马拉松是我第一次出国跑的马拉松。

这一次的伦敦马拉松已是我的第85场马拉松。

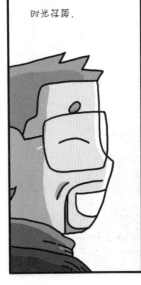

时光荏苒，

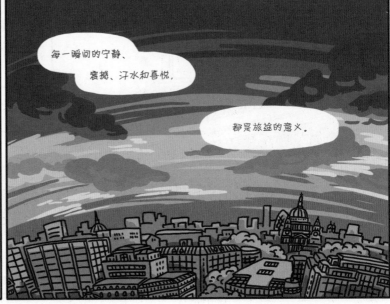

每一瞬间的宁静、震撼、汗水和喜悦，

都是旅途的意义。

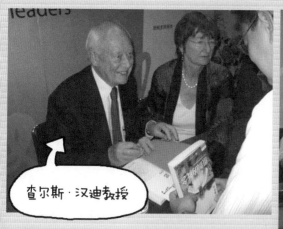

查尔斯·汉迪教授

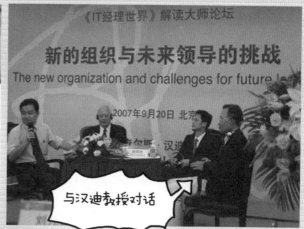

与汉迪教授对话

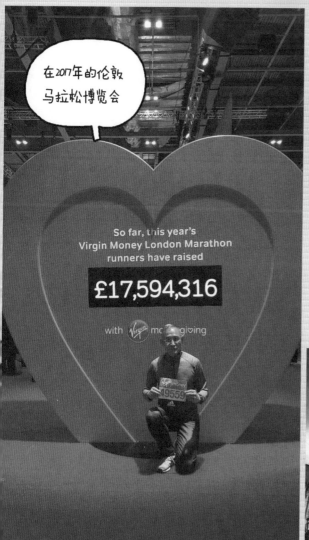

在2017年的伦敦马拉松博览会

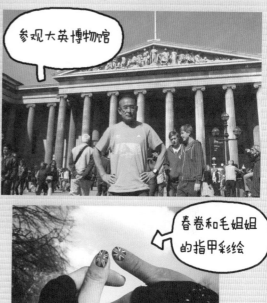

参观大英博物馆

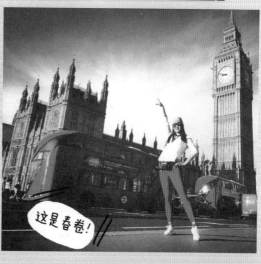

春卷和毛姐姐的指甲彩绘

这是春卷!

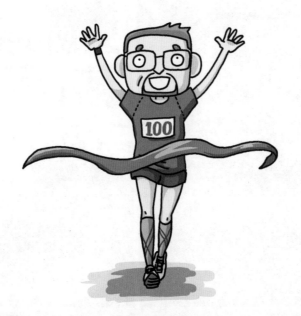

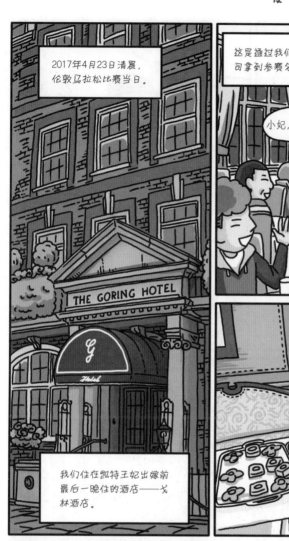

2017年4月23日清晨，伦敦马拉松比赛当日。

THE GORING HOTEL

我们住在凯特王妃出嫁前最后一晚住的酒店——戈林酒店。

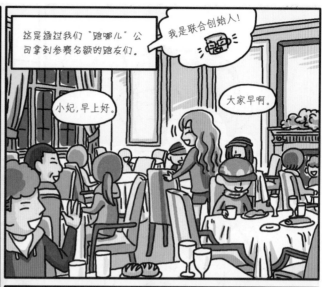

这是通过我们"跑哪儿"公司拿到参赛名额的跑友们。

我是联合创始人！

小妃，早上好。

大家早啊。

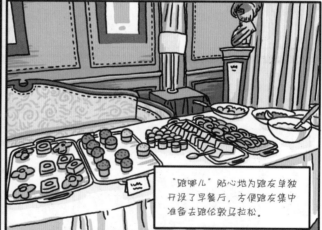

"跑哪儿"贴心地为跑友单独开设了早餐厅，方便跑友集中准备去跑伦敦马拉松。

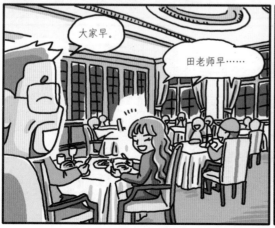

大家早。

田老师早……

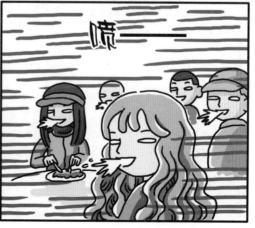

嘶——

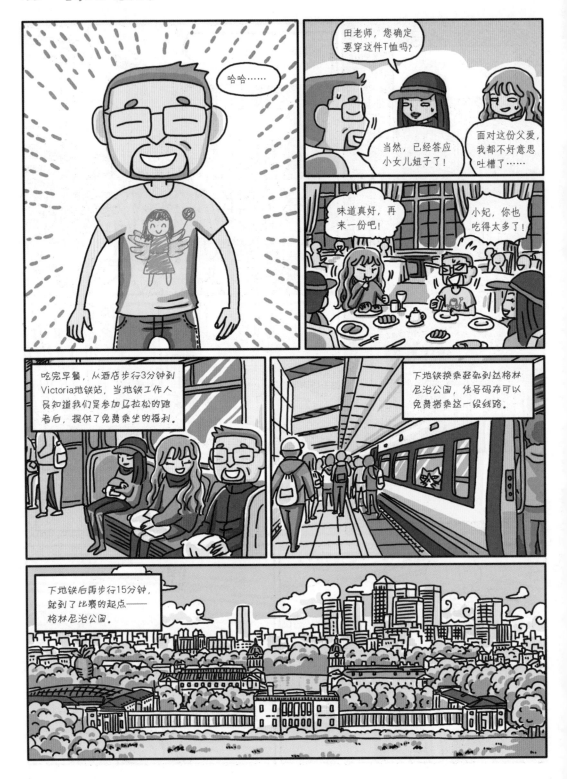

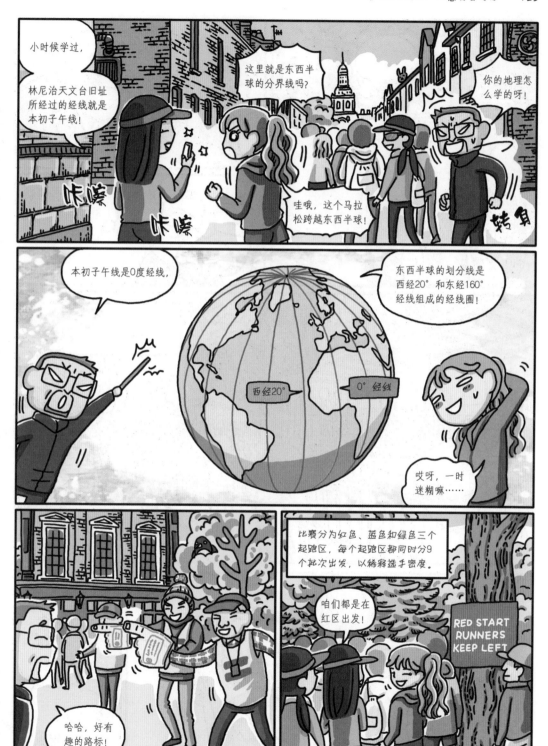

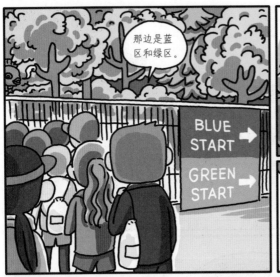

那边是蓝区和绿区。

BLUE START →
GREEN START →

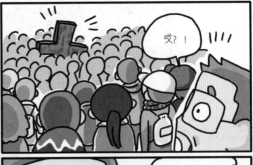

哎？！

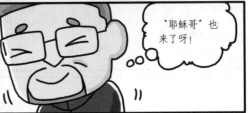

"耶稣哥"也来了呀！

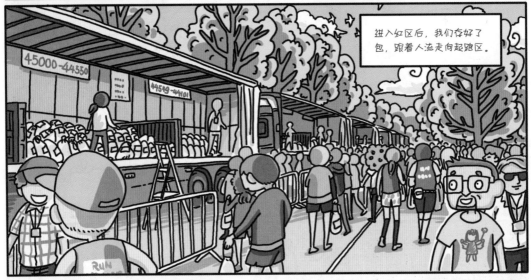

45000-44550
44549-44101

进入红区后，我们存好了包，跟着人流走向起跑区。

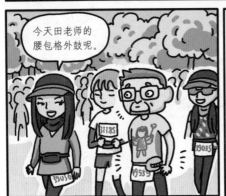

今天田老师的腰包格外鼓呢。

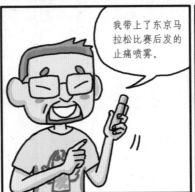

我带上了东京马拉松比赛后发的止痛喷雾。

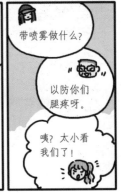

带喷雾做什么？

以防你们腿疼呀。

咦？太小看我们了！

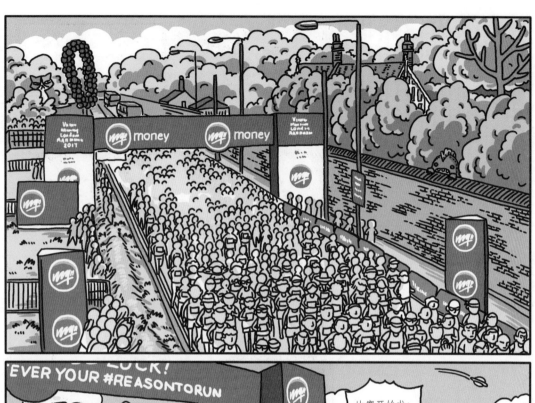

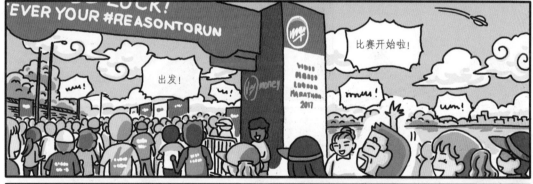

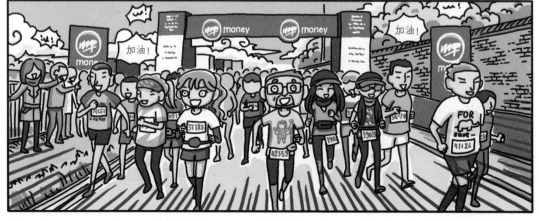

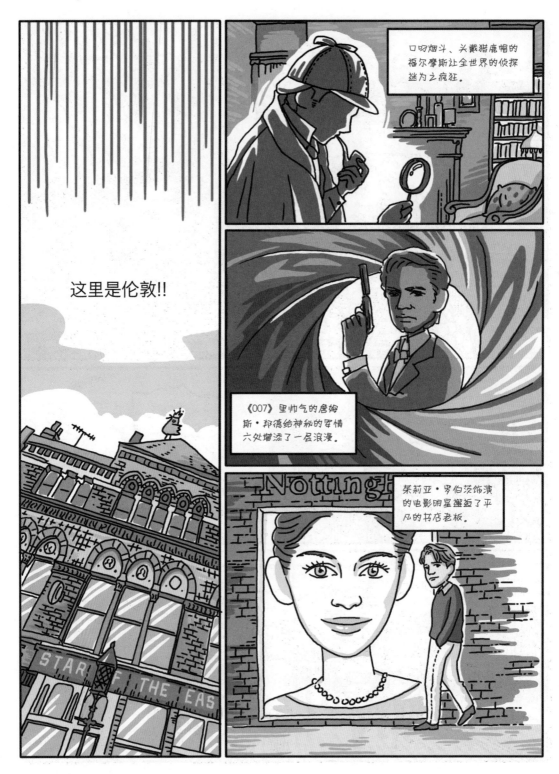

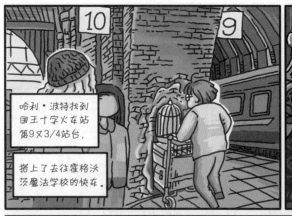

哈利·波特找到国王十字火车站第9又3/4站台，

搭上了去往霍格沃茨魔法学校的快车。

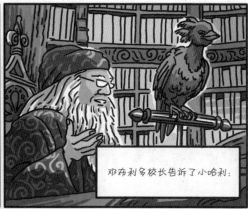

邓布利多校长告诉了小哈利：

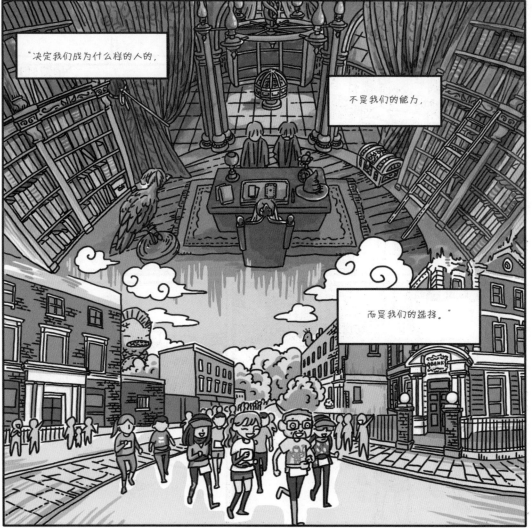

"决定我们成为什么样的人的，

不是我们的能力，

而是我们的选择。"

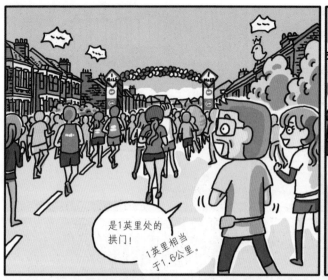

是1英里处的拱门！
1英里相当于1.6公里。

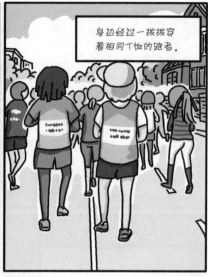

身边经过一拨拨穿着相同T恤的跑者。

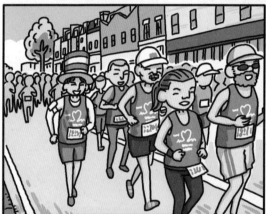

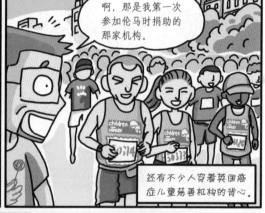

啊，那是我第一次参加伦马时捐助的那家机构。

还有不少人穿着英国癌症儿童慈善机构的背心。

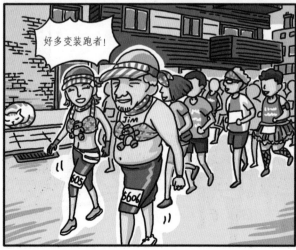

好多变装跑者！

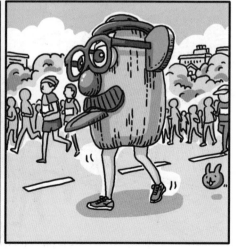

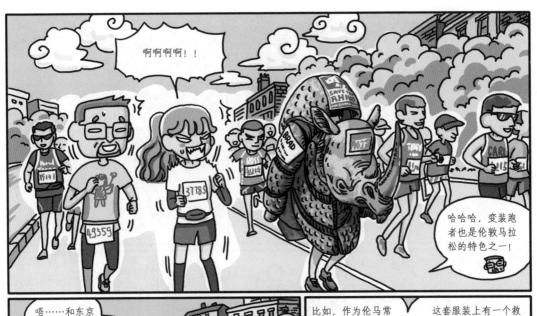

啊啊啊啊！！

哈哈哈，变装跑者也是伦敦马拉松的特色之一！

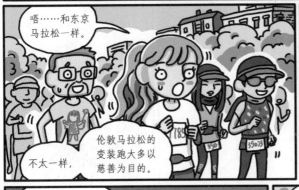

唔……和东京马拉松一样。

不太一样，

伦敦马拉松的变装跑大多以慈善为目的。

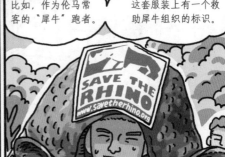

比如，作为伦马常客的"犀牛"跑者。

这套服装上有一个救助犀牛组织的标识。

SAVE THE RHINO
www.savetherhino.org

目前，全球的野生犀牛数量不过25 000余头，

而仅在2015年，非洲就有超过1 300头犀牛被偷猎者猎杀。

犀牛面临着灭绝，而这仅仅是因为人类想要得到售价高昂的犀牛角！

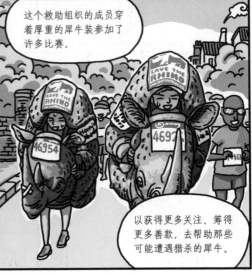

这个救助组织的成员穿着厚重的犀牛装参加了许多比赛，

以获得更多关注、筹得更多善款，去帮助那些可能遭遇猎杀的犀牛。

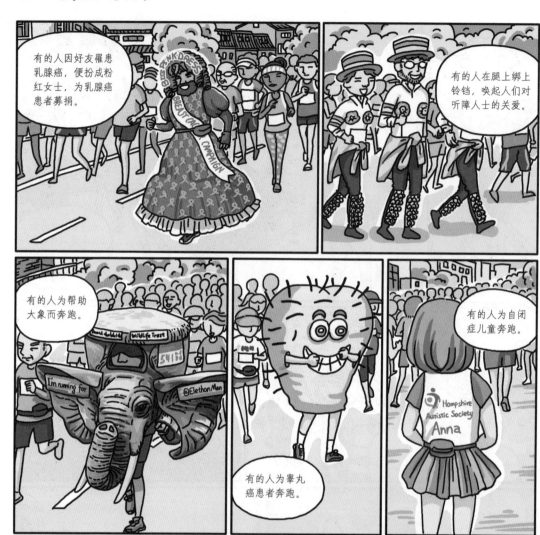

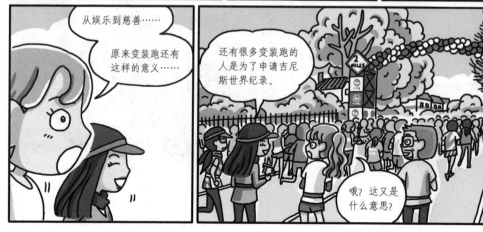

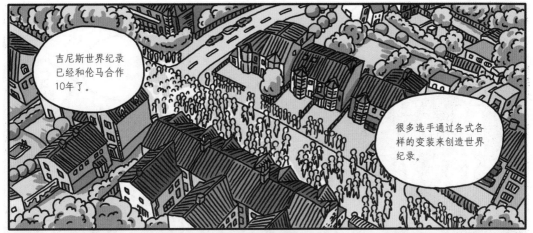

吉尼斯世界纪录已经和伦马合作10年了。

很多选手通过各式各样的变装来创造世界纪录。

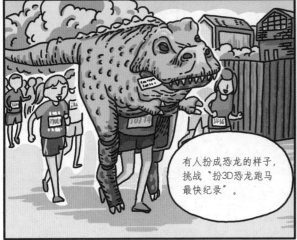

有人扮成恐龙的样子，挑战"扮3D恐龙跑马最快纪录"。

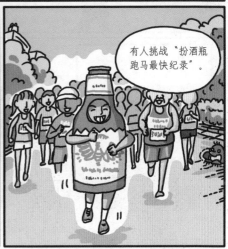

有人挑战"扮酒瓶跑马最快纪录"。

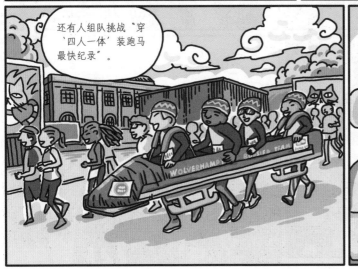

还有人组队挑战"穿'四人一体'装跑马最快纪录"。

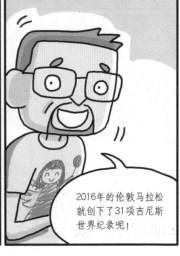

2016年的伦敦马拉松就创下了31项吉尼斯世界纪录呢！

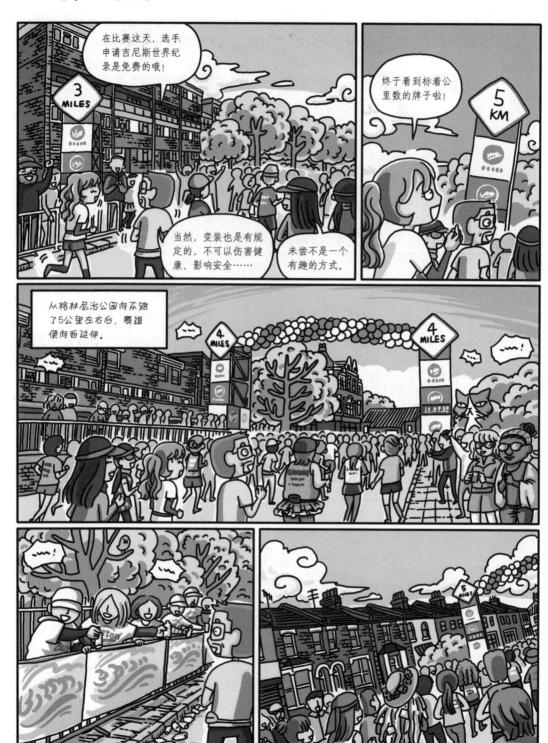

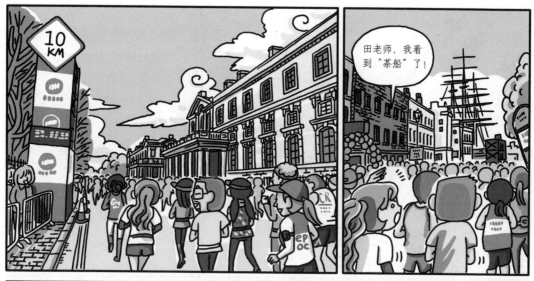

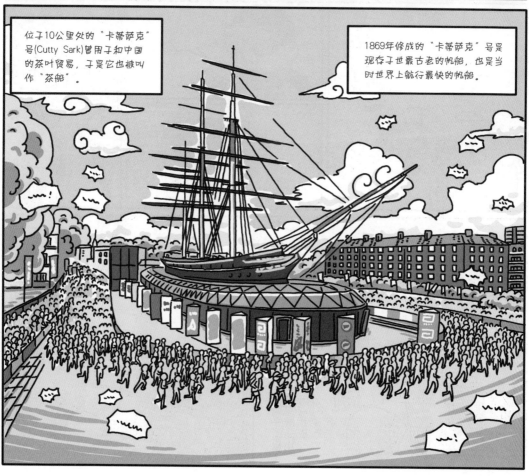

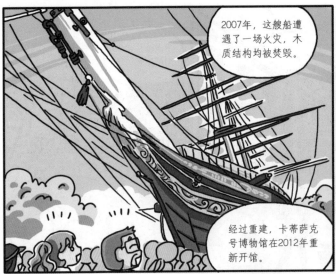

2007年，这艘船遭遇了一场火灾，木质结构均被焚毁。

经过重建，卡蒂萨克号博物馆在2012年重新开馆。

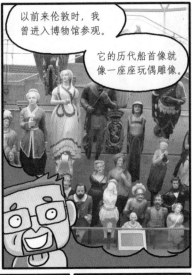

以前来伦敦时，我曾进入博物馆参观。

它的历代船首像就像一座座玩偶雕像。

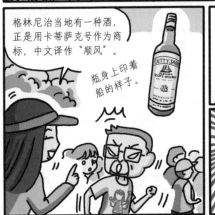

格林尼治当地有一种酒，正是用卡蒂萨克号作为商标，中文译作"顺风"。

瓶身上印着船的样子。

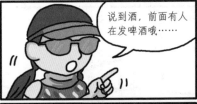

说到酒，前面有人在发啤酒哦……

啤酒！

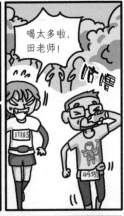

喝太多啦，田老师！

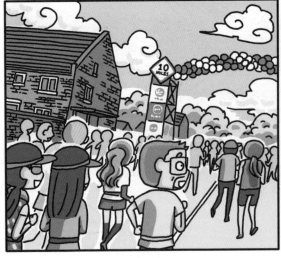

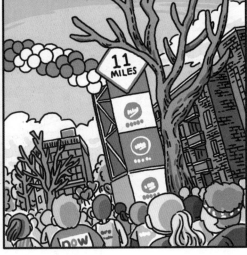

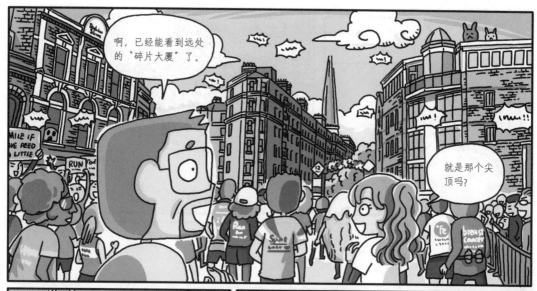

啊，已经能看到远处的"碎片大厦"了。

就是那个尖顶吗？

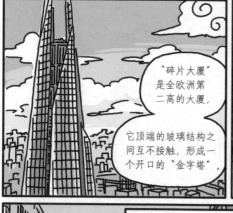

"碎片大厦"是全欧洲第二高的大厦，

它顶端的玻璃结构之间互不接触，形成一个开口的"金字塔"。

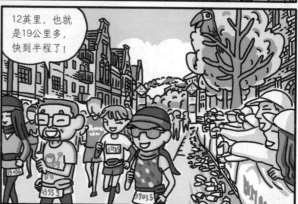

12英里，也就是19公里多，快到半程了！

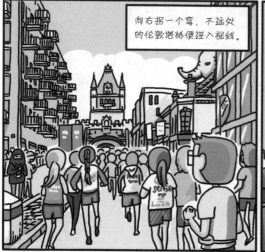

向右拐一个弯，不远处的伦敦塔桥便进入视线。

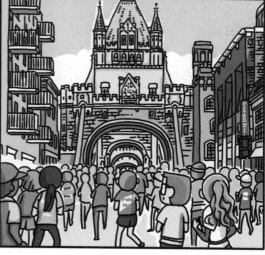

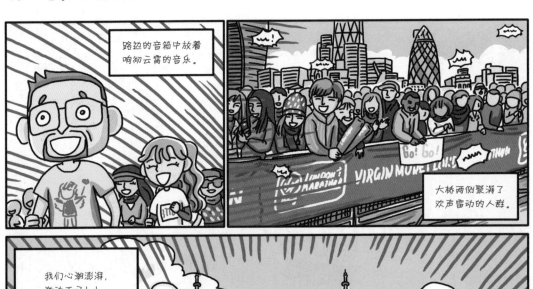

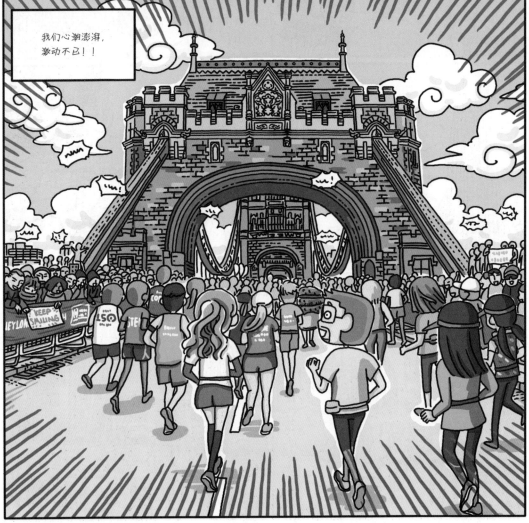

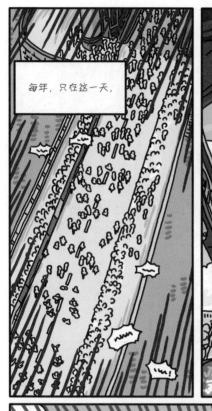

每年，只在这一天，

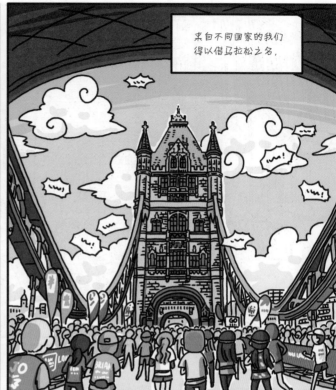

来自不同国家的我们
得以借马拉松之名，

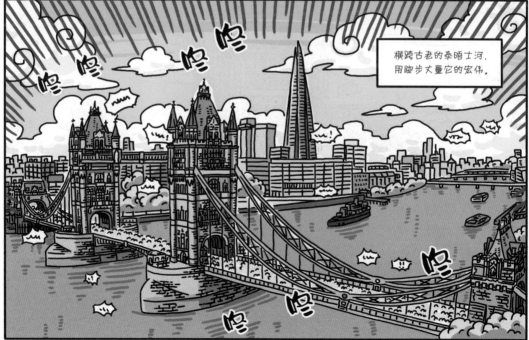

横跨古老的泰晤士河，
用脚步丈量它的宏伟。

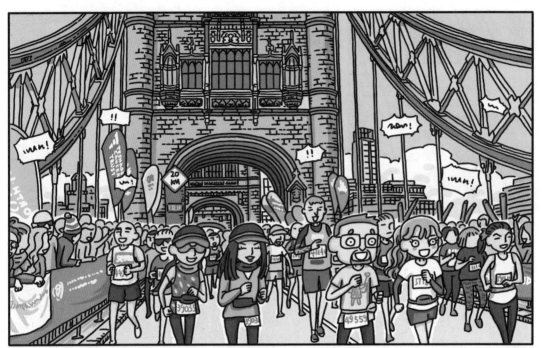

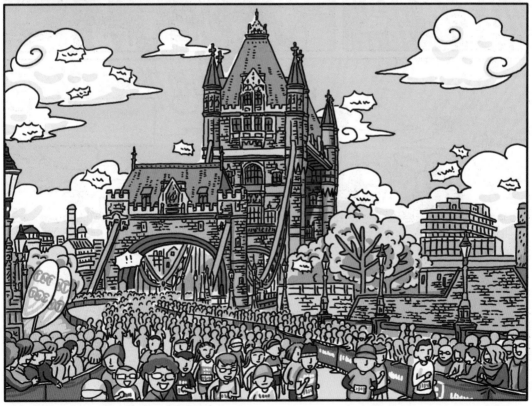

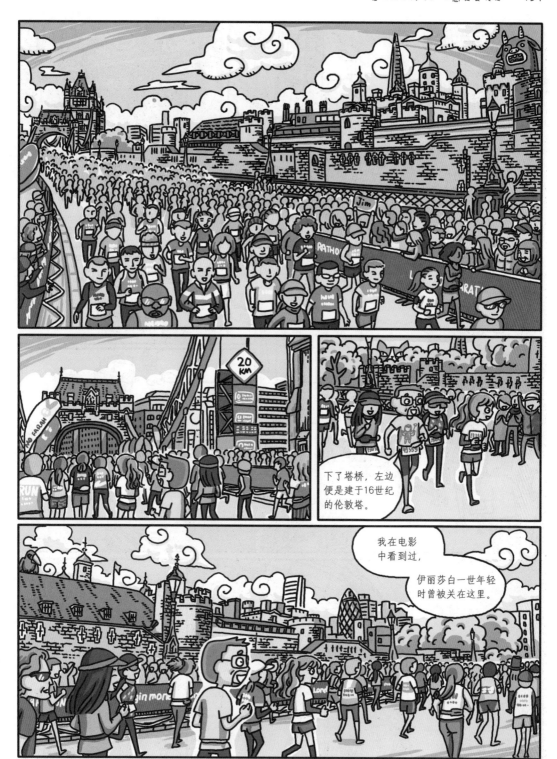

下了塔桥，左边便是建于16世纪的伦敦塔。

我在电影中看到过，伊丽莎白一世年轻时曾被关在这里。

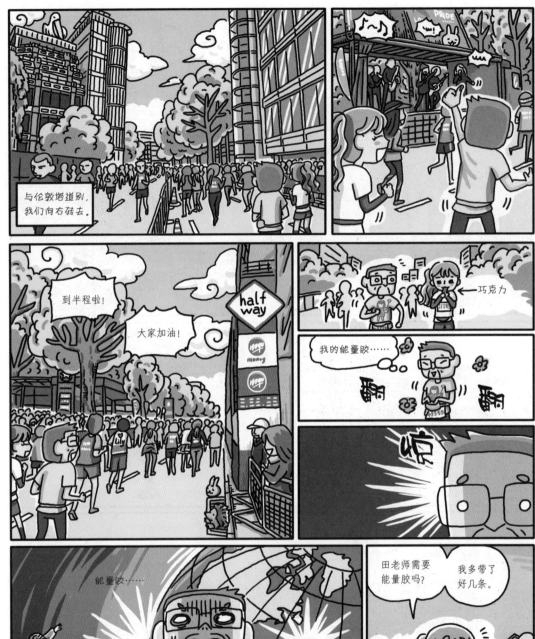

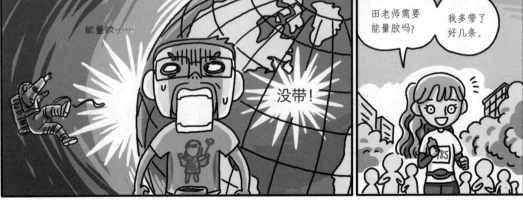

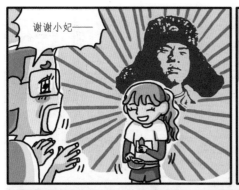

谢谢小妃——

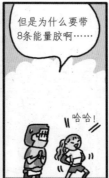

但是为什么要带8条能量胶啊……

哈哈！

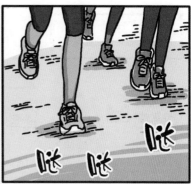

咪 咪 咪

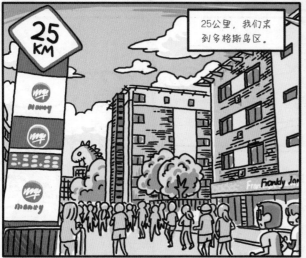

25公里，我们来到多格斯岛区。

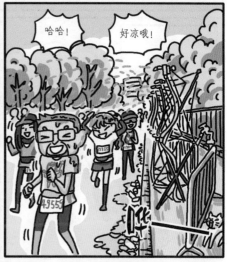

哈哈！

好凉哦！

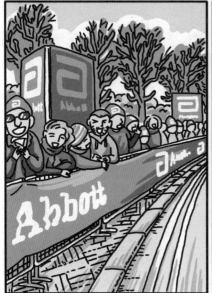

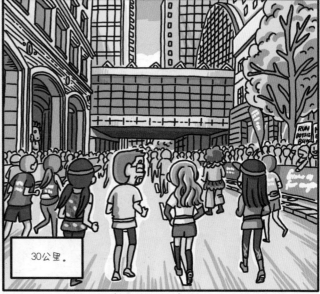

30公里。

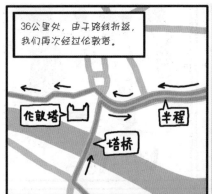

36公里处，由于路线折返，我们再次经过伦敦塔。

伦敦塔 ↖ 半程 ↓ 塔桥

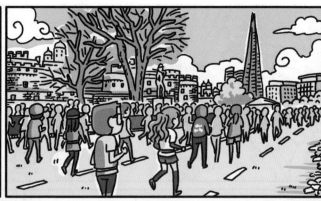

身体开始疲惫，我们走了一会儿。

差不多了，跑起来吧。

啊啊，再走一会儿吧，一停下来就不想跑了……

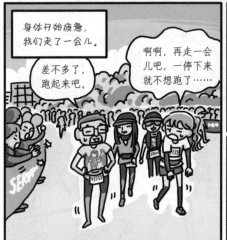

你想再走多远?

能走多远走多远。

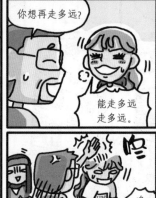

偷懒!

呜!

接下来，进入伦敦老城区，一路都是景点哦!

哦? 那我要振作了!

准备好拍照啦!

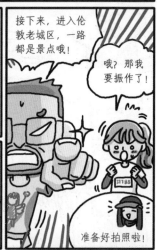

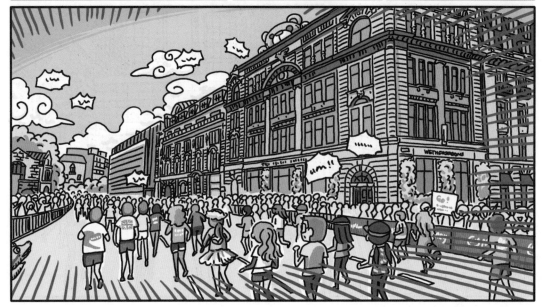

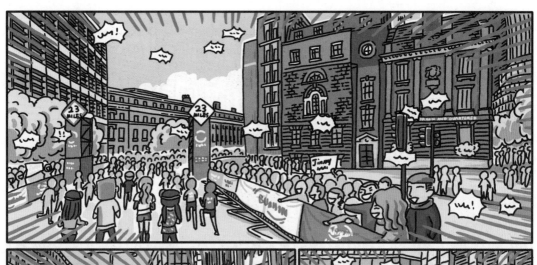

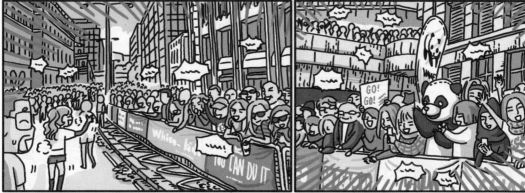

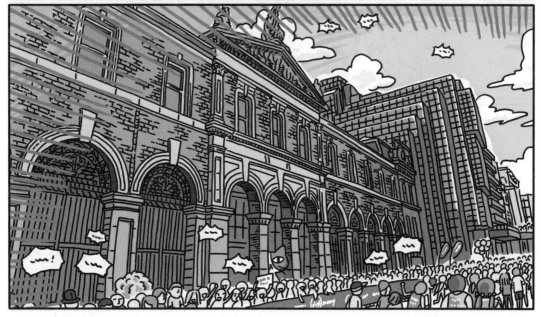

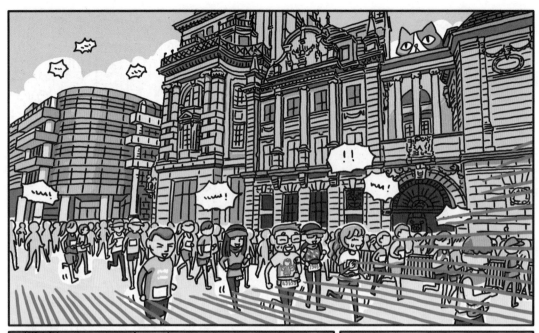

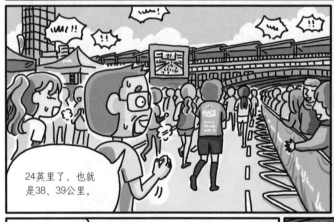

24英里了，也就是38、39公里。

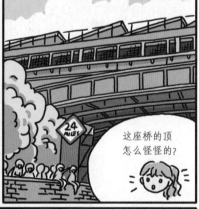

这座桥的顶怎么怪怪的?

这座桥叫黑衣修士桥，

它在2014年被改造成世界最大的太阳能桥，桥顶铺满了太阳能板。

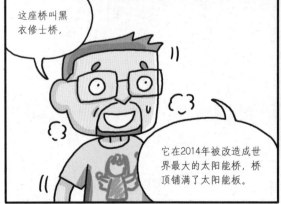

不仅路边人山人海……

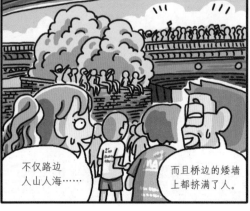

而且桥边的矮墙上都挤满了人。

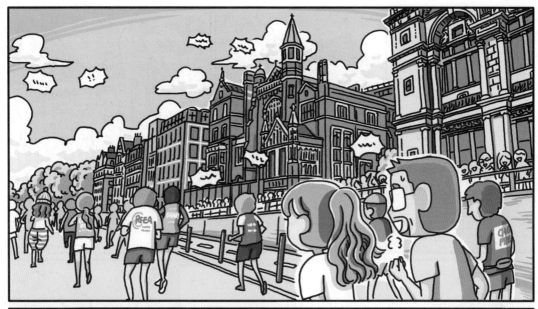

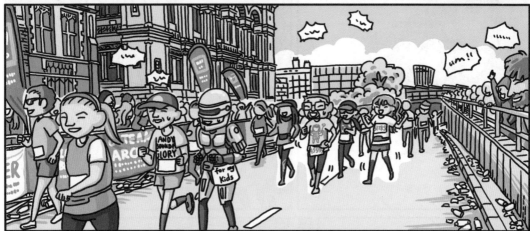

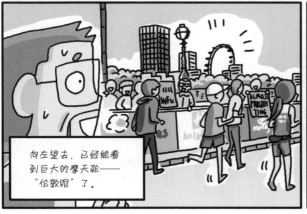

向左望去，已经能看到巨大的摩天轮——"伦敦眼"了。

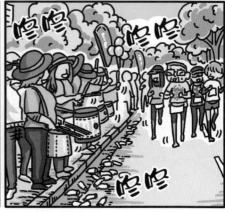

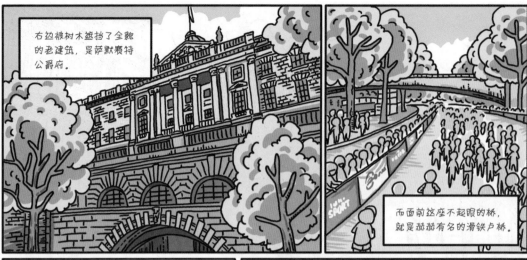

右边被树木遮挡了全貌的老建筑，是萨默赛特公爵府。

而面前这座不起眼的桥，就是赫赫有名的滑铁卢桥。

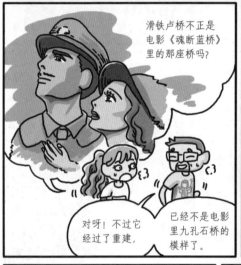

滑铁卢桥不正是电影《魂断蓝桥》里的那座桥吗？

对呀！不过它经过了重建，

已经不是电影里九孔石桥的模样了。

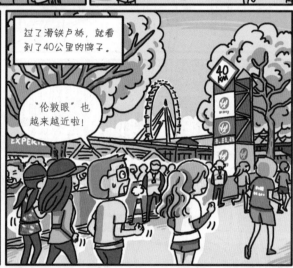

过了滑铁卢桥，就看到了40公里的牌子。

"伦敦眼"也越来越近啦！

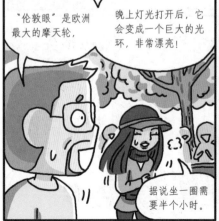

"伦敦眼"是欧洲最大的摩天轮，

晚上灯光打开后，它会变成一个巨大的光环，非常漂亮！

据说坐一圈需要半个小时。

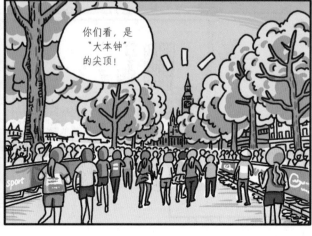

你们看，是"大本钟"的尖顶！

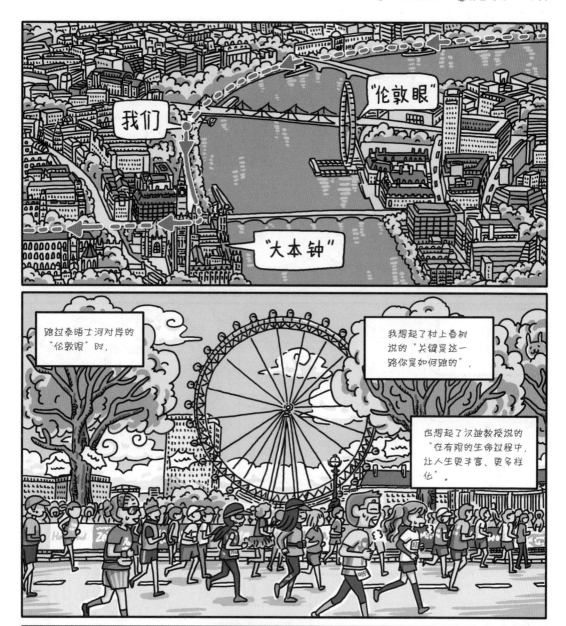

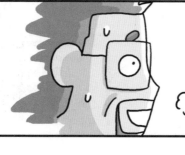

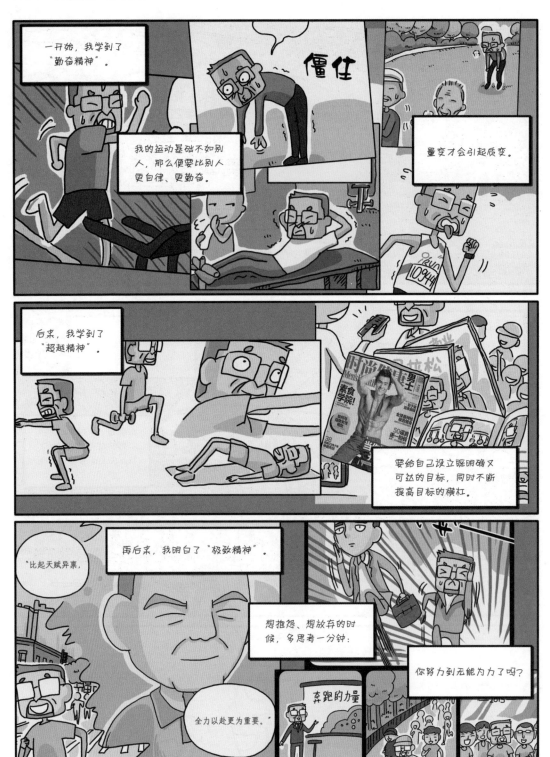

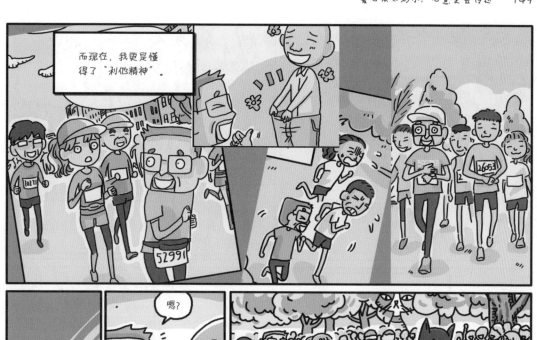

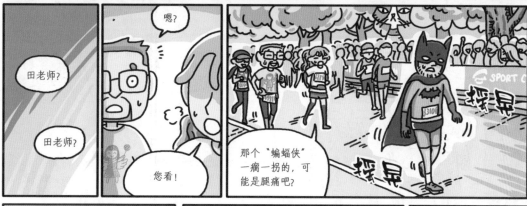

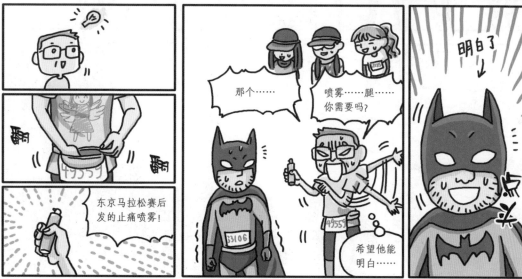

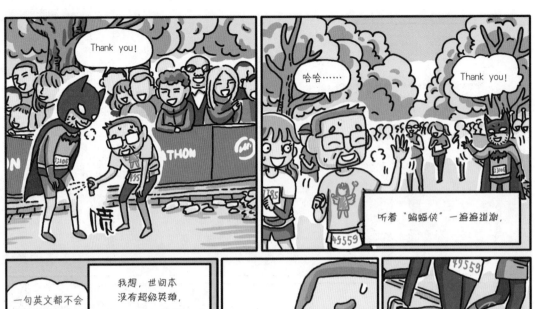

Thank you!

哈哈……

Thank you!

听着"蝙蝠侠"一遍遍道谢，

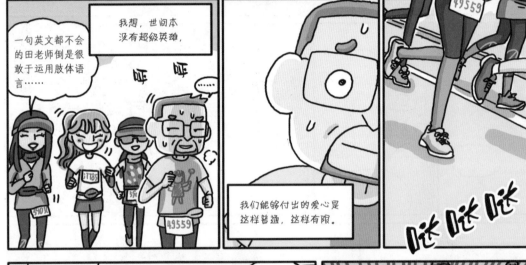

一句英文都不会的田老师倒是很敢于运用肢体语言……

我想，世间本没有超级英雄，

哎　哎　……

我们能够付出的爱心是这样普通，这样有限。

咚 咚 咚

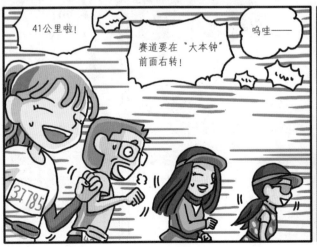

41公里啦！

赛道要在"大本钟"前面右转！

呜哇——

37785

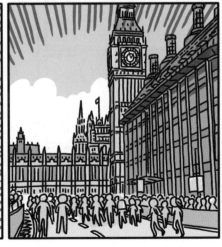

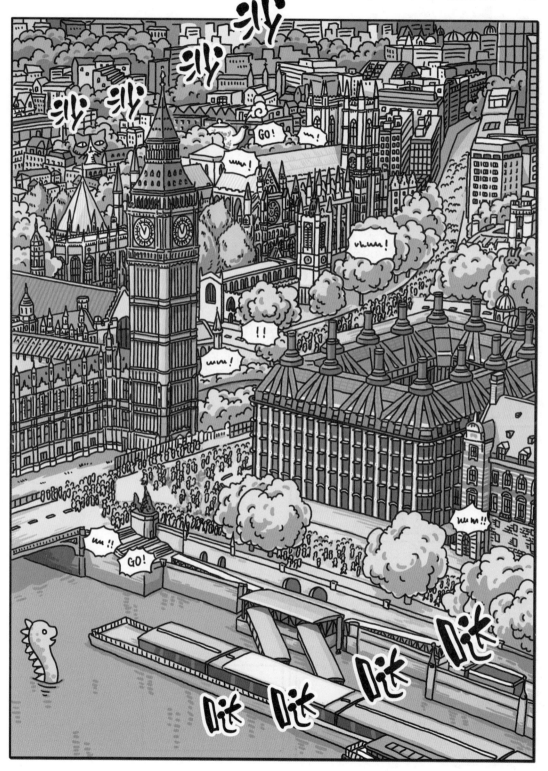

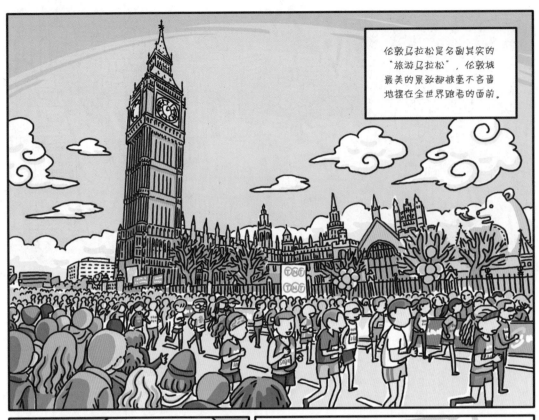

伦敦马拉松是名副其实的"旅游马拉松"，伦敦城最美的景致都被毫不吝啬地摆在全世界跑者的面前。

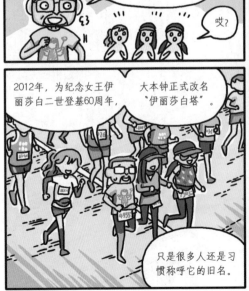

对了，实际上它现在已经不叫"大本钟"了！

哎？

2012年，为纪念女王伊丽莎白二世登基60周年，大本钟正式改名"伊丽莎白塔"。

只是很多人还是习惯称呼它的旧名。

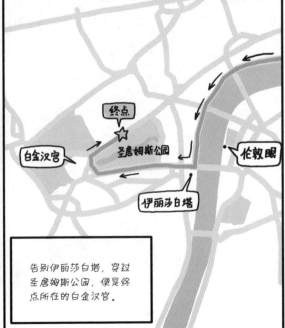

终点

白金汉宫

圣詹姆斯公园

伦敦眼

伊丽莎白塔

告别伊丽莎白塔，穿过圣詹姆斯公园，便是终点所在的白金汉宫。

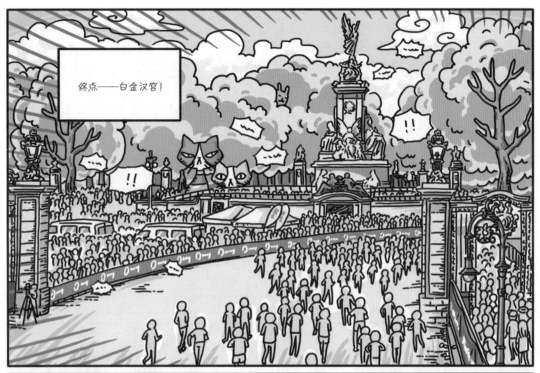

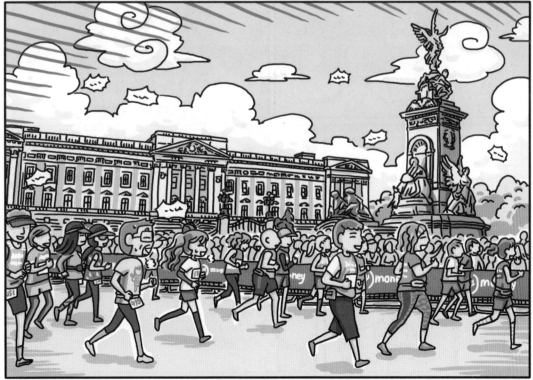

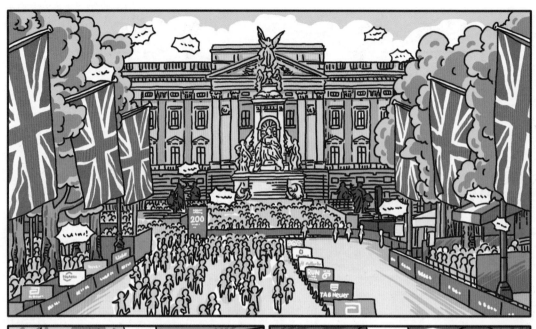

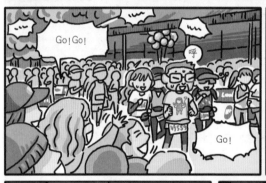

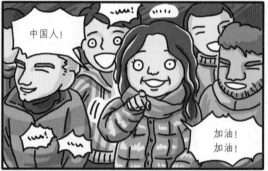

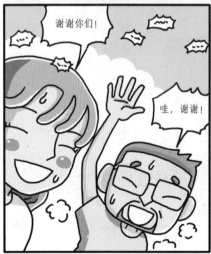

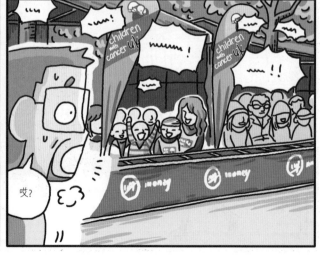

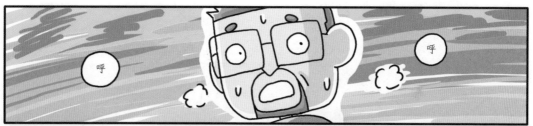

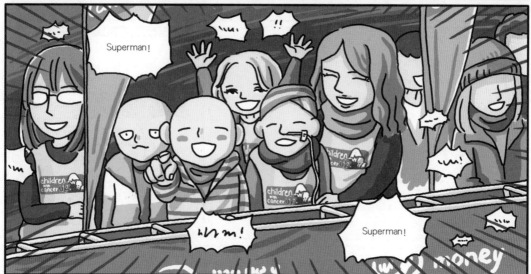

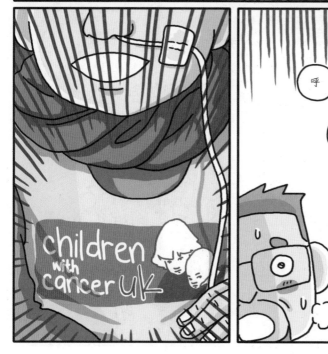

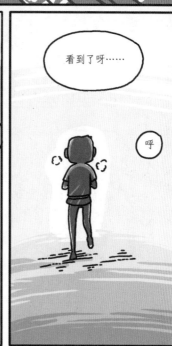

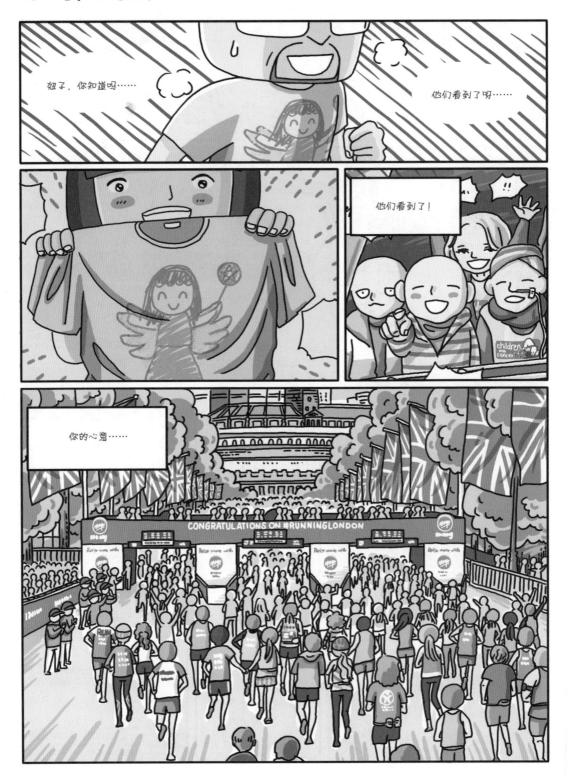

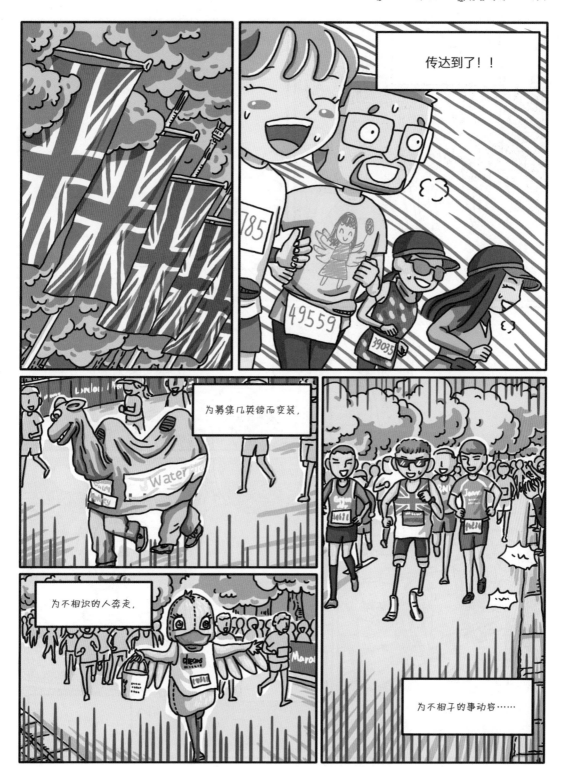

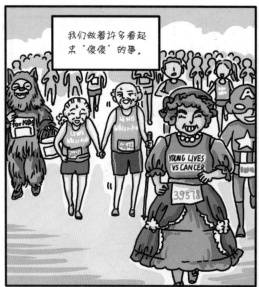

我们做着许多看起来像"傻傻"的事。

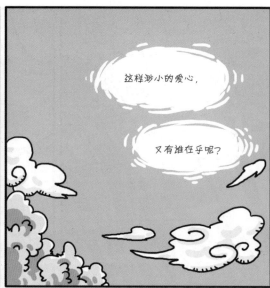

这样渺小的爱心，

又有谁在乎呢？

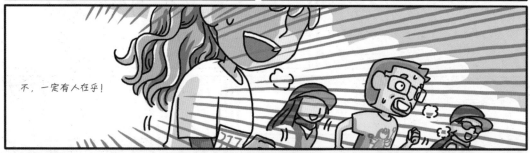

不，一定有人在乎！

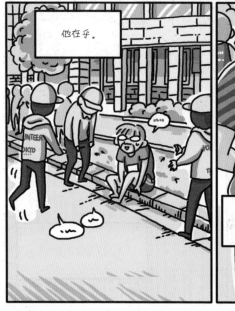

他在乎。

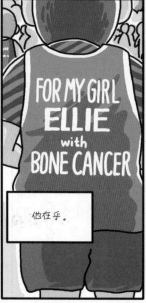

FOR MY GIRL
ELLIE
with
BONE CANCER

他在乎。

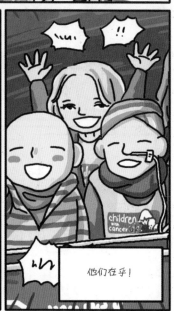

他们在乎！

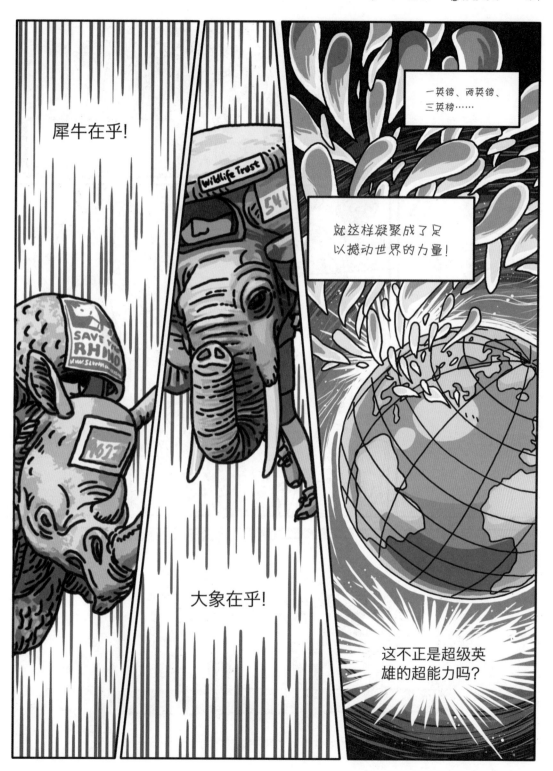

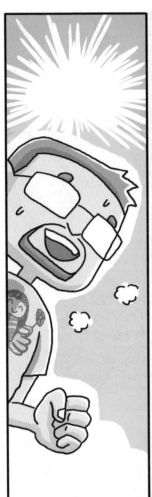

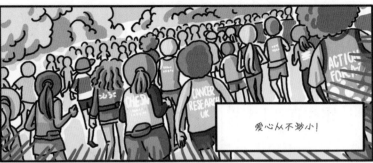

爱心从不渺小！

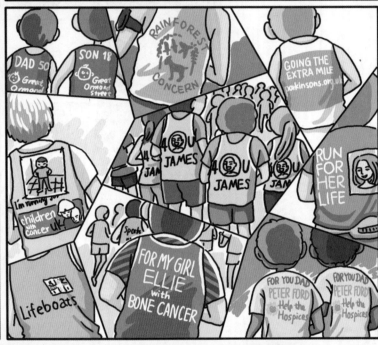

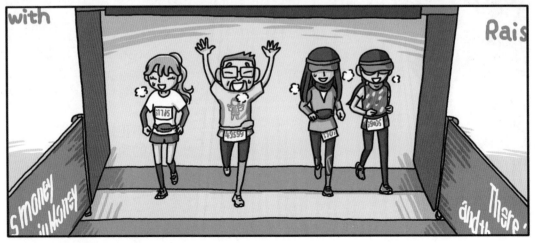

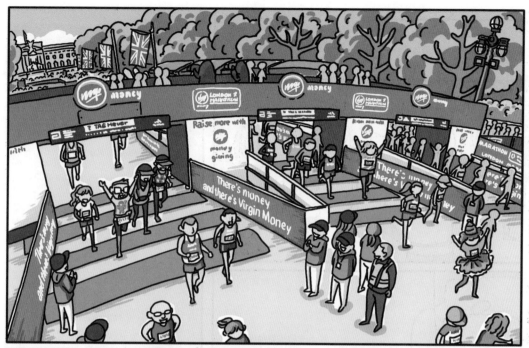

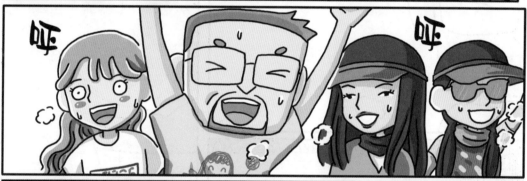

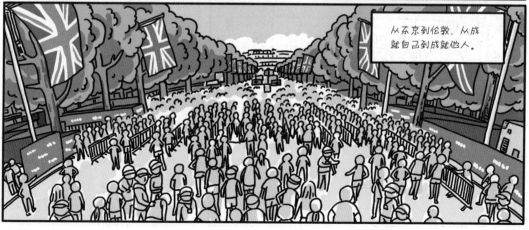

从东京到伦敦，从成就自己到成就他人。

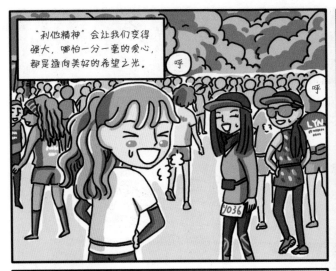

"利他精神"会让我们变得强大，哪怕一分一毫的爱心，都是通向美好的希望之光。

呼

呼

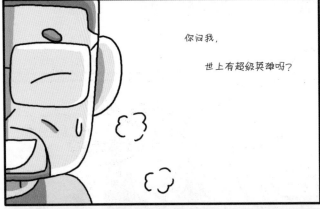

你问我，

世上有超级英雄吗？

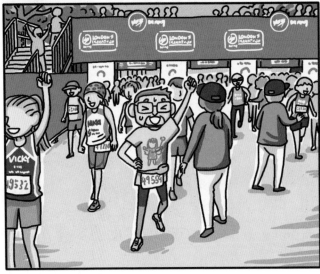

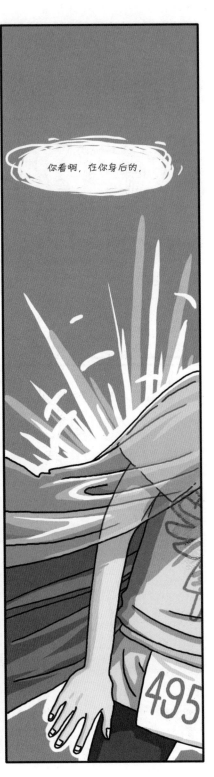

你看啊，在你身后的，

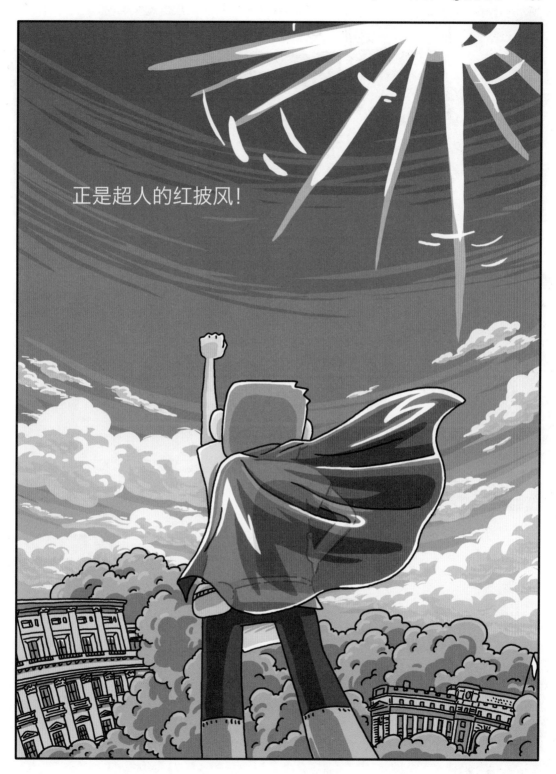

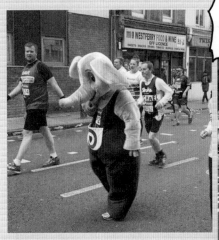

伦敦马拉松上千奇
百怪的变装跑者

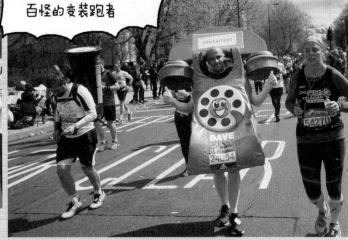

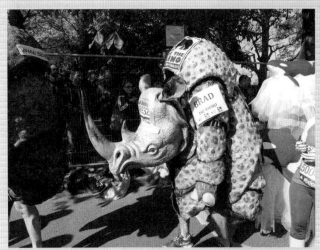

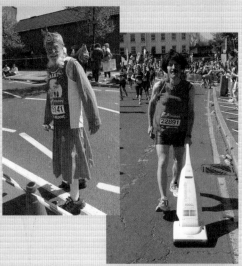

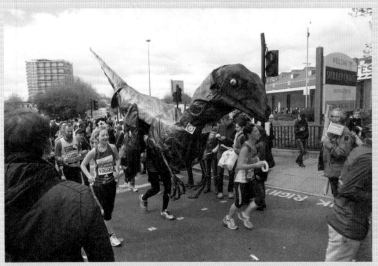

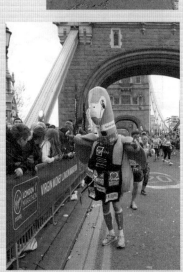

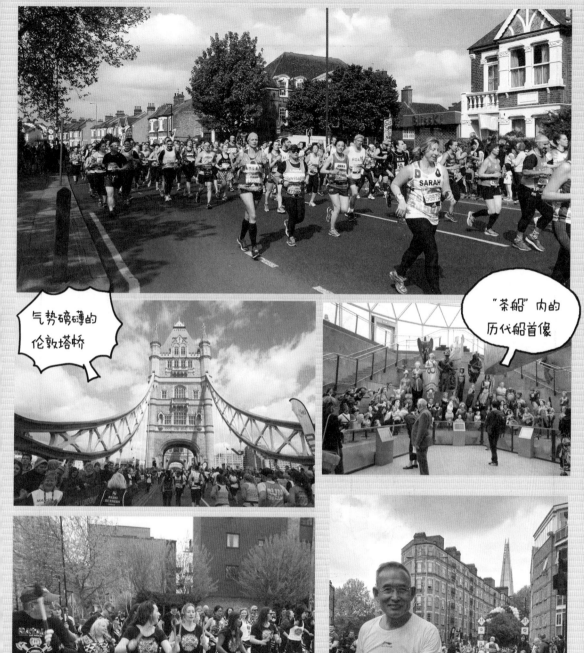

气势磅礴的
伦敦塔桥

"茶船"内的
历代船首像

赛道上令人
振奋的演出

给自己
点个赞!

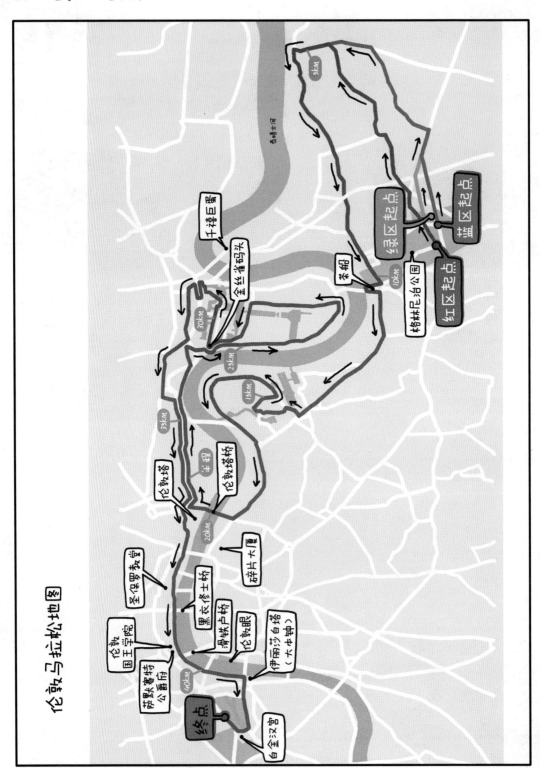

伦敦马拉松地图

伦敦与拉松地图

绿区起点
红区起点
端区起点

5km
10km
15km
20km
25km
30km
35km

泰晤士河

格林尼治公园
柔邮

千禧巨蛋
金丝雀码头

伦敦塔
伦敦塔桥
半程

碎片大厦

圣保罗教堂
黑衣修士桥
滑铁卢桥
伦敦眼
伊丽莎白塔（大本钟）

伦敦国王学院
萨默塞特公爵府

40km

终点

白金汉宫

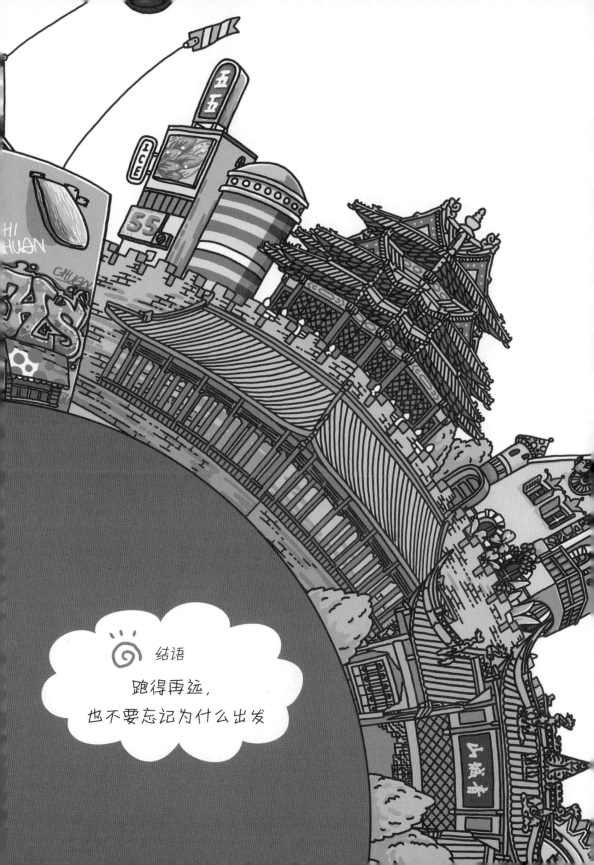

结语

跑得再远，
也不要忘记为什么出发

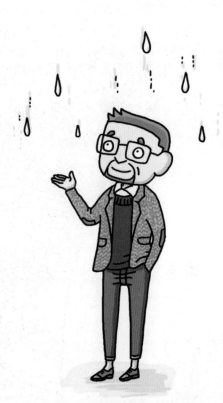

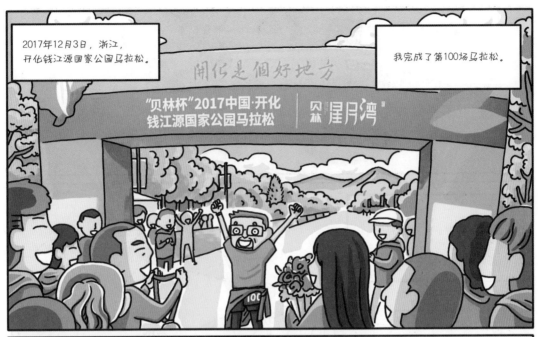

2017年12月3日，浙江，开化钱江源国家公园马拉松。

我完成了第100场马拉松。

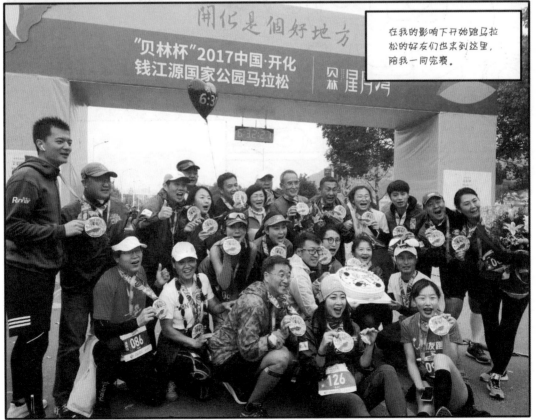

在我的影响下开始跑马拉松的好友们也来到这里，陪我一同完赛。

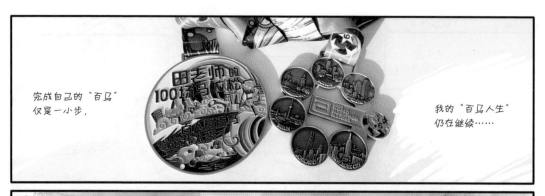

完成自己的"百马"
仅是一小步，

我的"百马人生"
仍在继续……

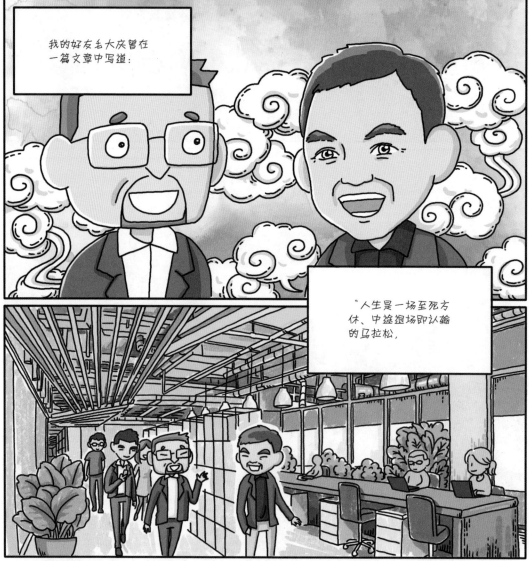

我的好友毛大庆曾在
一篇文章中写道：

"人生是一场至死方
休、中途退场即认输
的马拉松，

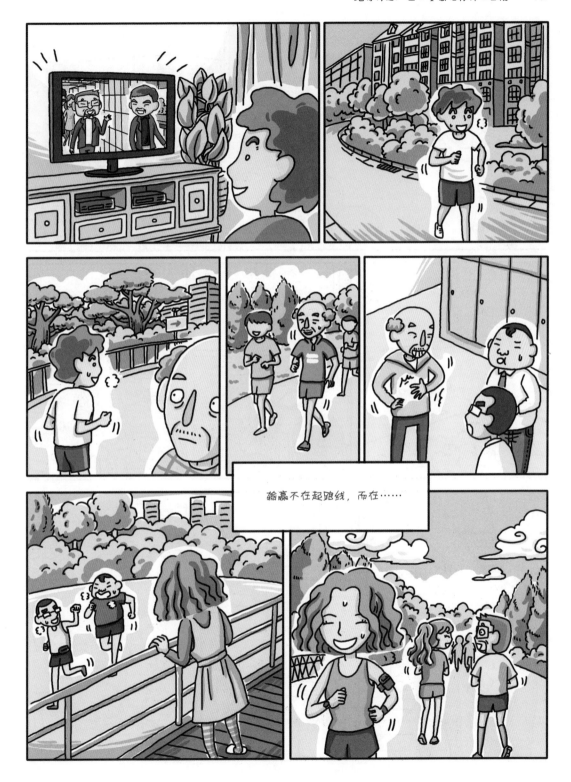

输赢不在起跑线，而在……

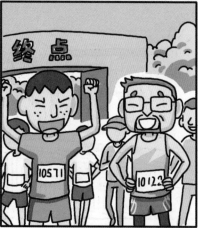
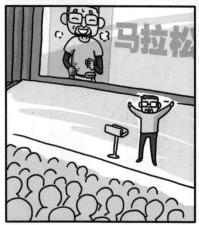
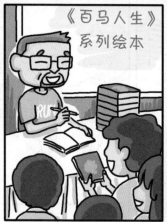

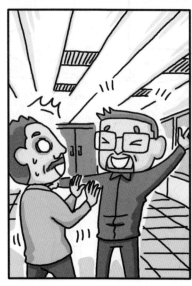
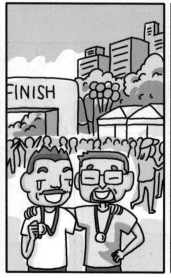
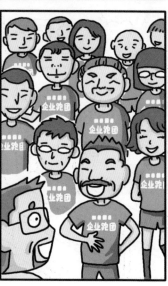

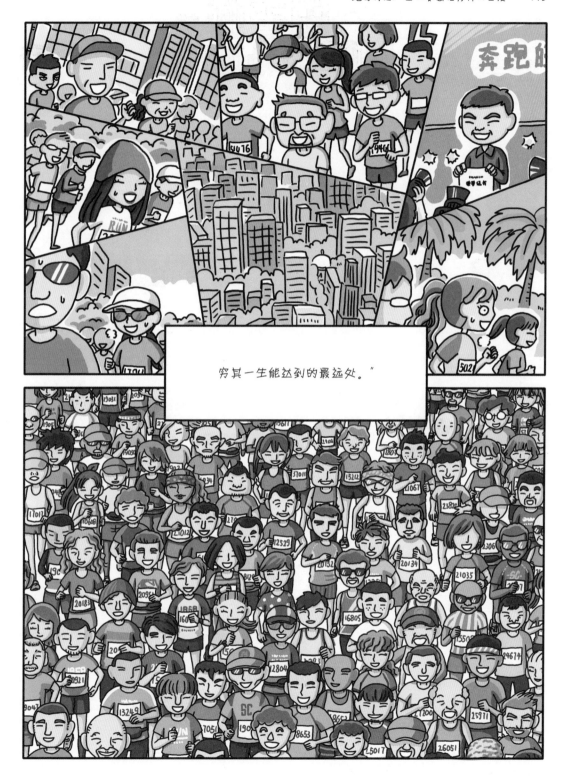

穷其一生能达到的最远处。"

田老师的102场马拉松

第1场马拉松：
2010年 厦门马拉松

第102场马拉松：
2018年 东京马拉松

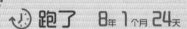

⏱ 跑了 8年 1个月 24天
🌐 跨越 4大洲 14个国家 55个城市

亚洲　欧洲　澳洲　北美洲

国内 52场 覆盖30座城市

海外 50场

● 9场　◐ 4场　⊞ 3场　▦ 21场
⊕ 3场　● 2场　▌ 2场
⊞ 🍁 ▐ ▬ ▣ ▯ 各1场

7个奥运会举办城市马拉松 ⊙⊙⊙⊙⊙

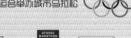

北京　雅典　伦敦　东京

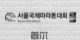

柏林　亚特兰大　首尔

十宗"最"

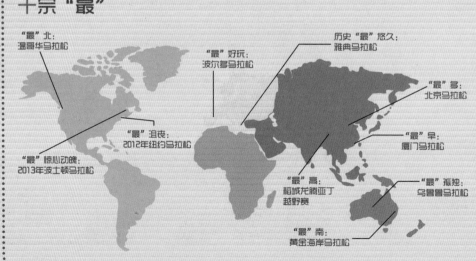

"最"北：
温哥华马拉松

"最"好玩：
波尔多马拉松

历史"最"悠久：
雅典马拉松

"最"多：
北京马拉松

"最"沮丧：
2012年纽约马拉松

"最"惊心动魄：
2013年波士顿马拉松

"最"早：
厦门马拉松

"最"高：
稻城龙腾亚丁
越野赛

"最"孤独：
乌鲁鲁马拉松

"最"南：
黄金海岸马拉松

图书在版编目（CIP）数据

百马人生，跑向东京 / 田同生文；田十川绘. — 杭州：浙
江人民出版社，2018.3

ISBN 978-7-213-08686-1

Ⅰ. ①百… Ⅱ. ①田… ②田… Ⅲ. ①跑—健身运动—基本
知识 Ⅳ. ① R161.1

中国版本图书馆 CIP 数据核字 (2018) 第 048645 号

上架指导：运动健身 / 马拉松

百马人生，跑向东京

田同生　文

田十川　绘

出版发行：浙江人民出版社（杭州体育场路 347 号　邮编　310006）

　　　　　市场部电话：（0571）85061682　85176516

集团网址：浙江出版联合集团　http://www.zjcb.com

责任编辑：蔡玲平

责任校对：杨　帆　朱志萍

印　　刷：中国电影出版社印刷厂

开　　本：720mm×965mm 1/16　　　　印　　张：11.75

字　　数：154 千字　　　　　　　　　　插　　页：1

版　　次：2018 年 4 月第 1 版　　　　　印　　次：2018 年 4 月第 1 次印刷

书　　号：ISBN 978-7-213-08686-1

定　　价：59.90 元